主审　李晓东

主编　赵友云　刘光忠　韩竖霞　倪　维

# 临床检验
## 规范化采集
# 及科学解读

LINCHUANG JIANYAN

GUIFANHUA CAIJI JI KEXUE JIEDU

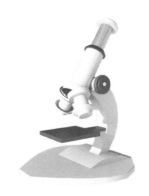

长江出版传媒 🅙 湖北科学技术出版社

**图书在版编目(CIP)数据**

临床检验规范化采集及科学解读/赵友云等主编.—武汉：湖北科学技术出版社，2020.11

ISBN 978-7-5706-0933-8

Ⅰ.①临… Ⅱ.①赵… Ⅲ.①临床医学－医学检验－规范化 Ⅳ.①R446.1-65

中国版本图书馆 CIP 数据核字(2020)第 235216 号

责任编辑：冯友仁　程玉珊　　　　　　　　　　　　封面设计：胡　博

出版发行：湖北科学技术出版社　　　　　　　　电话：027－87679447
地　　址：武汉市雄楚大街 268 号　　　　　　　邮编：430070
　　　　　（湖北出版文化城 B 座 13—14 层）
网　　址：http://www.hbstp.com.cn

印　　刷：武汉图物印刷有限公司　　　　　　　　邮编：430071

| 700×1000 | 1/16 | 7.25 印张 | 150 千字 |

2020 年 11 月第 1 版　　　　　　　　　　　2020 年 11 月第 1 次印刷
　　　　　　　　　　　　　　　　　　　　　　定价：35.00 元

# 《临床检验规范化采集及科学解读》

## 编　委　会

# 前　　言

　　由于临床实验室的检验数据是临床医生对患者做出诊断并进行治疗的依据，直接涉及人的身体健康乃至生命安全，故检验结果具有特殊的重要性。随着现代医学的飞速发展和自动化检验仪器的广泛应用，临床检验在临床学科中占有越来越重要的地位，已成为当今国际上关注的重点。国际标准化组织在 2003 年 3 月正式颁布了《医学实验室质量和能力专用要求》(ISO/IEC15189)，标准的核心内容就是加强实验室全面质量管理。在全面质量管理过程中，分析检验前质量管理尤为重要，有 68％的检验误差发生在这个阶段，因此临床标本采集、保存、运送是保证检测结果准确、可靠的先决条件。

　　为提高临床实验室对于分析前质量管理的能力，湖北省中医院特组织部分专业人员共同编写了本书。本书依据 ISO15189：2012 标准系统地介绍了临床实验室检验前质量过程中如何正确采集、送检和处理标本等方面的管理。我们期望本手册能给临床实验室工作人员、医护人员和患者在实施标本规范化采集和结果解读中有所帮助，在规范临床标本的采集和送检方面起到积极的作用。

　　本书由湖北省中医院检验科组织编写，完稿之时正值中国人民抗击新冠肺炎疫情之际。在疫情面前，湖北省中医院检验科全体人员逆向而行，不惧风险，主动请缨，奋战在抗击疫情的临床一线，彰显了职业精神和责任担当。为此，全体编撰人员怀着十分崇敬和感恩的心情谨以本书作为祖国新冠疫情防控阻击战取得重大战略成果的献礼！

赵友云

2020 年 10 月于武汉

# 目　　录

# 第一章 绪 论

## 一、医学实验室质量管理基础

当今世界科技飞速发展,信息技术日新月异,临床医学实验室的仪器设备和检测方法都取得了革命性的进步。随着我国医疗市场的高速发展和医疗保障体系的不断完善,患者和临床医护均对临床医学实验室的服务提出了更高要求。医学实验室的质量管理水平直接决定了医学实验室输出检验报告的质量,反映了整个实验室的效率和能力。因此,不断完善医学实验室的质量管理体系,是每个医学实验室的根本需求。

2006 年 2 月 17 日原卫生部颁布了《医疗机构临床实验室管理办法》,这意味着我国临床实验室的管理迈进了法制化和规范化的轨道,为提高医学实验室的质量管理水平打下了坚实基础。而放眼国际,工业和制造全球化,以及社会交流频繁,遵循全球通行的检验标准而实现医学结果的互认也越来越重要,针对临床实验室管理的国际化标准即 ISO 15189:2003《医学实验室－质量和能力的专用要求》应运而生,目前已更新至第 3版(2012 年发布),为医学实验室的质量管理提供了一个科学的方法。经过包括我国在内的多国多年实践,证明其在规范实验室管理、保障检验结果质量、提高人员素质方面起到了非常积极的作用。除此之外还有 CAP认证、"5S 管理"、"6 西格玛质量管理"、"PDCA"管理、实现"零差错管理"等其他质量管理标准也都运用在医学实验室质量管理过程中。

医学实验室质量管理体系是指指挥和控制实验室建立质量方针和质量目标的相互关联或相互作用的一组要素,由组织结构、程序、过程和资源组成。组织结构是质量管理体系的基础,是实验室内所有对质量有影响的人员的职、责、权方面的机构体系。程序是实验室为其每一项可能对质量产生影响的活动进行设计和协调后所形成的规范化固定步骤的文件化,包括管理性和技术性两种。过程是利用现有资源,通过一系列活动将输入转化为输出。而资源包括人员、设备、设施、资金、技术和方法等。组织结构、程序、过程和资源四要素相互独立又彼此依存。

医学实验室质量管理体系需要遵循一定的原则来建立,除此之外还需要经过策划设计、撰写体系文件等步骤,在体系运行阶段人员培训与教育、体系运行管理、运行监督与检查等都不可或缺。但仅仅这些是不够的,要保证体系有效运行,必须使质量管理体系得到持续改进。医学实验室只有实现持续改进,才能不断满足服务对象的要求,提高医学实验室的质量和能力,使质量管理体系更为完善,运行更加有效。

总之,通过不断推动医学实验室的质量管理的进步,建立有效而持续改进的医学实验室质量管理体系,能够促进医学实验室持续提高临床检验工作质量和能力、提高医学实验室的核心竞争力,进而推动我国医学实验室的发展。

## 二、临床检验标本采集与质量管理体系

近年来,随着各类自动化仪器的广泛应用以及信息技术的飞速发展,检验医学发生了巨大的变化,如何提高医学实验室的质量管理水平和检测技术能力以确保实验室检验的质量已成为医学实验室学科建设的核心问题。《医疗机构临床实验室管理办法》明确规定了临床实验室在检验前、检验中和检验后质量管理的主要内容,其中检验前程序包括检验申请、患者标本采集前准备、标本采集、标本运送到实验室、在实验室内部转运及不能及时检测时的标本保存。此阶段涉及的人员、部门和环节较多,其差错率占整个质量管理过程差错率的绝大部分已是不争的事实,因此这个环节的质量管理是临床检验质量管理体系中最重要、最关键的环节,是保证临床检验结果准确、可靠和有效的基础。从时间上来讲,检验前程序约占整个标本运行时间(从医

生申请检验至获得检验报告)的 52%,亦说明检验前程序的重要。质量管理体系强调的是过程控制,并用一系列的文件(质量手册、程序文件和操作规程等)加以规范。本手册基于上述理念,试图用表格式文件将患者的准备、标本的采集、标本的保存与转运加以规范,以实现对于检验前程序的控制。ISO15189 要求实验室管理层应对正确采集、送检和处理标本的过程文件化,制订作业指导书(可包括在标本采集手册中),这些指导书可供标本采集者使用。本手册就是为了适应 ISO15189 的要求而组织编写的。

## 三、临床检验标本采集的一般要求

### (一)患者准备

1. 患者状态。一般需在安静状态下采集标本,因运动能影响许多项目的测定结果。

2. 饮食。多数试验要求在采血前禁食 12 小时,因为饮食中的不同成分可直接影响实验结果。

3. 药物。药物对检验的影响非常复杂,在采样检查之前,以暂停各种药物为宜,如某种药物不可停用,则应了解可能对检验结果产生的影响。

4. 体位。由于体位的因素,在确立参考值时,应考虑门诊和住院患者可能存在的结果差异,故采集标本时要注意保持正确的体位和保持体位的一致性。

5. 时间。患者准备还应考虑患者的生物钟规律,特别是激素水平分析,故采血时间应在相同时间进行。

### (二)标本采集

1. 血液标本。采血管分普通管、抗凝管和促凝管三类。常用抗凝剂有草酸钾、草酸钠、枸橼酸钠、EDTA-$K_2$ 或 EDTA-$Na_2$、肝素、氟化物等。根据不同的检验项目,选用合适的抗凝剂。

2. 尿液标本。根据采集时间可分为清晨空腹尿、随机尿、计时尿(2 小时、3 小时、12 小时、24 小时等)、午后尿、餐后尿、症状典型时尿等。

3. 粪便标本。采集后及时送检。

4. 脑脊液、浆膜腔液、关节液。均由临床医师穿刺采样,检验科可提供专用的各种试管或容器,及时送检。

5. 骨髓。采样由临床医师穿刺,抽吸量不得超过 0.2 ml,涂片送检。

6. 胃及十二指肠液。一般均在门诊或病房采集后送检,收样时应核对标本。

7. 痰液标本。采集晨间第一口痰,多用于细胞学及微生物学检查。

8. 阴道分泌物。由妇产科医师采样后即时送检。

9. 精液和前列腺液标本。采集精液应在禁欲 3~5 天后进行,且于排精后 30 分钟内保温送达检验科。前列腺液由医师做前列腺按摩术取样。

10. 其他标本。根据具体检验项目而定,临床医师在开申请单前,应同检验科相关部门联系并询问详细后,注明检查要求,再采样并及时送检。

### (三)标本保存和运送

标本保存和运送是检验质量保证的重要环节之一。由于采集的标本受各种因素的影响,可能使检验结果有或大或小的误差,原则上标本采集后必须正确保存和即时送检,如因各种原因不能即时送检,也需要根据检验项目的不同,保证在以下规定时间内正确保存和送检,尽量减少对检验结果的影响。

1. 采样后须立即送检的常规项目,如血氨、血沉、血气分析、酸性磷酸酶、乳酸及各种细菌培养,特别是厌氧菌培养。

2. 采样后 0.5 小时内送检的常规项目,如血糖、电解质、血液细胞学、体液细胞学、涂片找细菌、霉菌等。

3. 采样后 1～2 小时内送检的常规项目,如各种蛋白质类、色素类、激素类、脂类、酶类、抗原、抗体测定等。

4. 采样后 2 小时以上才能送检的项目,则需要对标本采取必要的保存手段,如 $K^+$ 必须分离血清后密封 2～8℃ 存放等。

5. 标本需要保存 1 个月的项目。一般对检测物分离后,−20℃ 存放。

6. 标本需长期保存(3 个月以上者)的项目,对检测物分离后(包括菌种)−70℃ 保存,还应避免反复冻融。

### 四、检查结果与质量管理体系

检查结果的准确可靠是一个完善的临床实验室质量管理体系的外在表现,而内在质量管理体系严格控制了影响分析结果的整个过程和各个方面,包括检验前、检验中、检验后。检验后质量保证是整个质量管理体系中非常重要的一个环节,主要包括检验结果审核、报告发出、结果解释及样本保存。

### (一)检验结果审核

检验结果审核是确保检验结果可靠性的重要一环,它可以发现在检验过程中靠统计质控无法发现的问题和错误,杜绝发出错误的报告单。审核标准如下:

1. 首先对检测系统评审,仪器状态是否正常,室内质控是否在控。

2. 通过查看检验结果与临床初步诊断是否符合。

3. 查看不同患者同一项目的结果分布情况,正常情况下是属于正态分布的,特别是综合性医院每天大量的标本当中大部分结果应该是正常的,但一定有异常结果的标本。

4. 查看同一患者同一项目前后结果的动态变化,首先判断这种变化程度是否可能,其次判断是否与临床表现相符合等。

上述这种对检验结果的审核是实验室人员在发出报告之前不可缺少的步骤,也是临床医生必须重视的问题,以免由于错误的结果而造成对患者的病情做出错误的判断。临床医生对结果如有疑问应随时与实验室联系,以便及时复查和查找原因。

### (二)检验结果的发送

检测结果具有时效性,检测结果的及时发送在临床治疗中尤为重要。为满足临床需要,实验室管理层与临床医生沟通后,确定每项检验项目的检验周期,保证检测结果的及时发送,尤其是急诊检测项目及其危急值的发送。

### (三)检验结果解释

检验结果解释是临床实验室应尽的职责之一。临床实验室需要向临床科室提供开展检验项目的种类、参考区间、临床意义、回报时间等书面文件,特别是危急值的解释。

### (四)样本的保存

检验后标本保存也是质量管理的重要一环,若临床中出现异常结果能及时复查。不同分析物因稳定性不同,检验后保存周期也不同。

### (五)过期样品的处理

鉴于检测标本具有或潜在具有生物性危害因子,因此这些标本及容器、检测过程中接触这些标本的材料皆应按《医疗废物管理条例》及《医疗卫生机构医疗废物管理办法》相关规定处理。

## 五、检验报告的一般要求

检验结果以报告的形式提供给检验科服务用户,报告应包括解释检验结果所必需的信息。

### (一)报告特性

1. 对可能影响检验结果的样品质量的评估。

2. 按样品接受/拒收标准得出的样品适宜性的评估。

3. 危急值(适用时)。

4. 结果解释,适用时可包括最终报告中对自动选择和报告结果的解释的验证。检验科应确保下述报告特性能够有效表述检验结果并满足用户要求。

### (二)检验报告基本信息

检验结果基本信息主要包括以下内容:

1. 清晰明确的检验项目识别,适当时还包括检验程序。

2. 发布报告的实验室的识别。

3. 所有由受委托实验室完成的检验的识别。

4. 每页都有患者的识别和地点。

5. 检验申请者姓名或其他唯一识别号和申请者的详细联系信息。

6. 原始样品采集的日期,当可获得并与患者有关时,还应有采集时间。

7. 原始样品类型。

8. 测量程序(适当时)。

9. 以 SI 单位或可溯源至 SI 单位,或其他适用单位报告的检验结果。

10. 生物参考区间、临床决定值,或支持临床决定值的直方图、列线图(诺谟图),适用时。

11. 结果解释(适当时)。

12. 其他警示性或解释性注释(如可能影响检验结果的原始样品的品质或量、受委托实验室的结果、解释、使用研发中的程序)。

13. 作为研发计划的一部分而开展的,尚无明确的测量性能声明的检验项目识别。

14. 复核结果和授权发布报告者的识别。

15. 报告及发布的日期和时间。

16. 页数和总页数。

只要适用,报告使用国际通用的及国家标准中定义的词汇和术语,不使用俗语、口语、未经解释的缩略语等非规范词语。

(审稿　韩竖霞)

(编写　赵　妍　王艳秋　孙　攀)

# 第二章 临床基础检验

## 一、血液学检验

如表 2-1 所示。

表 2-1 血液学检验

| 检验指标 | 患者准备 | 采集要求 | 保存运送 | 说明 |
|---|---|---|---|---|
| 血液分析 | 一般采用静脉(多采用肘窝静脉、肘正中静脉、前臂内侧静脉,小儿可采用颈外静脉、大隐静脉等)采血,对于少数取静脉血有困难的患者,如婴儿、大面积烧伤的患者或需频繁采血的患者可以采用毛细血管采血法 | EDTA-K$_2$抗凝管(至刻度) | 及时送检,室温(18~25℃)可稳定24小时,不可冷冻 | 血液分析包括白细胞计数、白细胞分类计数及百分比、红细胞计数、血红蛋白测定、红细胞比积测定、平均红细胞容积、平均红细胞血红蛋白含量、平均红细胞血红蛋白浓度、红细胞体积分布宽度、血小板计数、血小板比容、血小板平均容积、血小板分布宽度<br>白细胞计数(WBC):<br>1. 生理性变化:白细胞计数结果有明显生理性波动,如早晨较低,傍晚较高;餐后较餐前高;剧烈运动、情绪激动时较安静状态下偏高;月经期、妊娠、分娩、哺乳期亦可增高;新生儿及婴儿明显高于成人<br>2. 病理性增多:常见于:①急性化脓性感染;②某些病毒感染;③组织损伤;④急性大出血;⑤白血病;⑥骨髓纤维化;⑦恶性肿瘤;⑧代谢性中毒;⑨某些金属中毒<br>3. 病理性减少:①某些感染性疾病;②某些原虫感染;③某些病毒感染;④某些血液病;⑤自身免疫性疾病;⑥脾功能亢进;⑦肿瘤化疗,电离辐射及某些药物反应等<br>中性粒细胞百分比:<br>1. 中性粒细胞病理性增多:急性化脓性感染、粒细胞白血病、急性出血、溶血、尿毒症、急性汞中毒、急性铅中毒<br>2. 中性粒细胞病理性减少:伤寒、副伤寒、疟疾、流感、化学药物中毒、X线和镭照射、抗癌药物化疗、极度严重感染、再生障碍性贫血、粒细胞缺乏等<br>淋巴细胞百分比:<br>1. 病理性增高:传染性单核细胞增多症、急性和慢性淋巴细胞白血病、腮腺炎、结核、某些病毒感染等<br>2. 病理性减低:传染病急性期、放射病、细胞免疫缺陷等<br>单核细胞百分比病理性增高:结核、伤寒、亚急性感染性心内膜炎、疟疾、黑热病、单核细胞白血病、急性感染的恢复期等 |

续表

| 检验指标 | 患者准备 | 采集要求 | 保存运送 | 说明 |
|---|---|---|---|---|
| 血液分析 | 一般采用静脉(多采用肘窝静脉、肘正中静脉、前臂内侧静脉,小儿可采用颈外静脉、大隐静脉等)采血,对于少数取静脉血有困难的患者,如婴儿、大面积烧伤的患者或需频繁采血的患者可以采用毛细血管采血法 | EDTA-K$_2$抗凝管(至刻度) | 及时送检,室温(18～25℃)可稳定24小时,不可冷冻 | 嗜酸性粒细胞百分比:<br>1. 病理性增高:过敏性疾病如支气管哮喘、寄生虫病、过敏性皮肤病等;某些传染病如猩红热;某些血液病如嗜酸性粒细胞性白血病、慢性粒细胞白血病等<br>2. 病理性减低:伤寒、副伤寒及长期应用肾上腺皮质激素后等<br>嗜碱性粒细胞百分比:病理性增高,慢性粒细胞白血病、转移癌及骨髓纤维化等<br>红细胞计数(RBC):<br>1. 生理性增高:生活在高原地区的居民、胎儿及新生儿、剧烈运动或从事重体力劳动的健康人<br>2. 病理性降低:①骨髓造血功能障碍;②造血物质缺乏或利用障碍;③血细胞破坏过多;④急慢性失血;⑤其他疾病造成或伴发的贫血<br>3. 病理性增高:分为相对性增高和绝对性增高。相对性增高通常由于血浆容量减少,致使血液中有形成分相对增多形成的暂时性假象;绝对性增高:原发性或继发性红细胞增多症<br>血红蛋白测定(Hb):同红细胞计数<br>红细胞比容测定(HCT):<br>1. 红细胞比容增高:常导致全血黏度增加,呈现血液高黏滞综合征。常见于:①各种原因所致的血液浓缩,使红细胞相对增多;②真性红细胞增多症;③继发性红细胞增多<br>2. 红细胞比容减低:①正常孕妇;②各种类型贫血;③继发性纤维蛋白溶解症;④应用干扰素、青霉素、吲哚美辛、维生素A等药物的患者<br>平均红细胞体积(MCV):MCV增高见于各种造血物质缺乏或利用不良引起的巨幼细胞贫血、酒精性肝硬化、获得性溶血性贫血、出血性贫血再生之后和甲状腺功能减退等;MCV降低见于慢性感染、慢性失血、缺铁性贫血等<br>平均红细胞血红蛋白量(MCH)增高:各种造血物质缺乏或利用不良的大细胞性贫血、恶性贫血、再生障碍性贫血、网织红细胞增多症、甲状腺功能减退等。MCH降低见于慢性感染、慢性失血等原因引起的单纯小细胞性贫血和铁缺乏及铁利用不良等原因引起的小细胞低色素性贫血<br>平均红细胞血红蛋白浓度(MCHC)增高:红细胞内血红蛋白异常浓缩;MCHC降低主要见于小细胞低色素性贫血<br>红细胞体积分布宽度(RDW):<br>1. 根据MCV及RDW的变化进行贫血形态学分类<br>2. 用于缺铁贫的诊断和鉴别诊断<br>血小板计数(PLT):<br>1. 血小板病理性增高:①原发性增高,见于骨髓增殖性疾病;②反应性增高,见于急性感染、急性溶血、某些癌症患者等 |

| 检验指标 | 患者准备 | 采集要求 | 保存运送 | 说明 |
|---|---|---|---|---|
| 血液分析 | 一般采用静脉（多采用肘窝静脉、肘正中静脉、前臂内侧静脉，小儿可采用颈外静脉、大隐静脉等）采血，对于少数取静脉血有困难的患者，如婴儿、大面积烧伤的患者或需频繁采血的患者可以采用毛细血管采血法 | EDTA-K$_2$抗凝管（至刻度） | 及时送检，室温（18～25℃）可稳定24小时，不可冷冻 | 2.血小板病理性减低：①血小板生成障碍；②血小板破坏或消耗增多；③血小板分布异常，如脾肿大、血液被稀释等<br>血小板比容（PCT）：同血小板增高和减低<br>血小板平均容积（MPV）：<br>1.MPV病理性增高：①血小板破坏增加而骨髓代偿功能良好者；②是造血功能抑制解除后，造血功能恢复的首要表现<br>2.MPV病理性减低：①骨髓造血功能不良，血小板生成减少；②半数的白血病患者；③MPV随血小板数而持续下降，是判断骨髓造血功能衰竭的指标之一<br>血小板分布宽度（PDW）：<br>1.PDW病理性增高：急性髓系白血病、慢性粒细胞白血病、巨幼细胞贫血、脾切除、巨血小板综合征、血栓性疾病等<br>2.PDW病理性减低：表明血小板均一性好，无特殊意义 |
| 网织红细胞计数 | 一般采用静脉（多采用肘窝静脉、肘正中静脉、前臂内侧静脉，小儿可采用颈外静脉、大隐静脉等）采血，对于少数取静脉血有困难的患者，如婴儿、大面积烧伤的患者或需频繁采血的患者可以采用毛细血管采血法 | EDTA-K$_2$抗凝管（至刻度） | 及时送检，室温（20～25℃）可稳定24小时，不可冷冻 | 1.网织红细胞计数百分数（Ret）：<br>（1）增高：表示骨髓增生旺盛，见于溶贫、急性失血，放疗或化疗后恢复造血时，Ret短暂和迅速增高<br>（2）减低：表示骨髓造血功能减低，见于再障、骨髓病性贫血等<br>（3）观察贫血疗效：缺铁性贫血、巨幼细胞性贫血治疗前，Ret仅轻度增高（也可正常或减少），给予铁剂或维生素B$_{12}$、叶酸治疗3～5天后，Ret开始上升，7～10天达高峰，2周左右，Ret逐渐下降，表明治疗有效<br>2.网织红细胞绝对数：同上 |
| 血沉（ESR） | 一般采用静脉（多采用肘窝静脉、肘正中静脉、前臂内侧静脉，小儿可采用颈外静脉、大隐静脉等）采血 | 枸橼酸钠1:4抗凝管 | 采血后应立即送检，室温下保存不超过2小时，4℃保存不超过6小时 | 血沉增高：生理性增高见于儿童、老人、妇女月经期、妊娠3个月以上者；病理性增快是动态观察病情变化的指标，见于各种炎症性疾病、组织损伤及坏死、恶性肿瘤、结核病活动期、各种原因导致血浆球蛋白相对或绝对增高时（如肝硬化、慢性肝炎、多发性骨髓瘤、巨球蛋白血症、淋巴瘤、SLE、亚急性感染性心内膜炎、黑热病等） |
| 凝血酶原时间（PT） | 肘静脉坐位或卧位采血 | 枸橼酸钠1:9抗凝（准确留取至刻度） | 标本采集后立即送检，4小时内完成检验 | 主要反映外源性凝血系统状况，其中INR常用于监测口服抗凝剂。延长见于先天性凝血因子Ⅱ、Ⅴ、Ⅶ、Ⅹ缺乏症、低（无）纤维蛋白原血症、DIC、原发性纤溶症、严重的急慢性肝病、维生素K缺乏、循环抗凝物质增多等。缩短见于先天性凝血因子Ⅴ增多症、口服避孕药、高凝状态和血栓症等 |

| 检验指标 | 患者准备 | 采集要求 | 保存运送 | 说明 |
|---|---|---|---|---|
| 活化部分凝血活酶时间（APTT） | 肘静脉坐位或卧位采血 | 枸橼酸钠1:9抗凝（准确留取至刻度） | 标本采集后立即送检，4小时内完成检验 | 主要反映内源性凝血系统状况，用于监测普通肝素治疗。延长见于血友病、DIC、血中抗凝物质增多等。缩短见于高凝状态、血栓性疾病等 |
| 纤维蛋白原（FIB） | 肘静脉坐位或卧位采血 | 枸橼酸钠1:9抗凝（准确留取至刻度） | 标本采集后立即送检，4小时内完成检验 | 增高提示感染、恶性肿瘤、手术放疗后等。降低提示严重肝病、DIC、大量失血等 |
| 凝血酶时间（TT） | 肘静脉坐位或卧位采血 | 枸橼酸钠1:9抗凝（准确留取至刻度） | 标本采集后立即送检，4小时内完成检验 | 延长见于血浆纤维蛋白原减低或结构异常，纤溶继蛋白溶解系统功能亢进等 |
| D-二聚体（D-Dimer） | 肘静脉坐位或卧位采血 | 枸橼酸钠1:9抗凝（准确留取至刻度） | 标本采集后立即送检，4小时内完成检验 | 诊断血栓形成的重要分子标志物，可作为溶栓治疗有效的观察指标。升高见于深静脉血栓、肺栓塞、DIC、重症肝炎等 |
| 纤维蛋白（原）降解产物（FDP） | 肘静脉坐位或卧位采血 | 枸橼酸钠1:9抗凝（准确留取至刻度） | 标本采集后立即送检，4小时内完成检验 | 升高见于原发性纤溶亢进、高凝状态、DIC、肺栓塞、器官移植的排斥反应、妊娠期高血压疾病、恶性肿瘤、心、肝、肾疾病及静脉血栓、溶栓治疗等所致的继发性纤溶亢进 |
| 抗凝血酶Ⅲ（ATⅢ）活性 | 肘静脉坐位或卧位采血 | 枸橼酸钠1:9抗凝（准确留取至刻度） | 标本采集后立即送检，4小时内完成检验 | 降低见于肝脏疾病、DIC、应用肝素等 |
| 血小板最大聚集率 | 肘静脉坐位或卧位采血 | 枸橼酸钠1:9抗凝（准确留取至刻度） | 标本采集后立即送检，4小时内完成检验 | 增高见于高凝状态或血栓前状态和血栓性疾病。降低见于获得性血小板功能减低或遗传性血小板功能缺陷 |
| 蛋白C活性 | 肘静脉坐位或卧位采血 | 枸橼酸钠1:9抗凝（准确留取至刻度） | 标本采集后立即送检，4小时内完成检验。如果不能在4小时内完成检测，将血浆标本低温保存（-70~-20℃），试验前将血浆于37℃下快速融化 | 降低见于DIC、肝功能不全、手术后及口服双香豆素抗凝剂等 |

| 检验指标 | 患者准备 | 采集要求 | 保存运送 | 说明 |
|---|---|---|---|---|
| 蛋白 S 活性 | 肘静脉坐位或卧位采血 | 枸橼酸钠 1∶9 抗凝(准确留取至刻度) | 标本采集后立即送检,4 小时内完成检验。如果不能在 4 小时内完成检测,将血浆标本低温保存(−70～−20℃),试验前将血浆于 37℃ 下快速融化 | 降低见于肝功能障碍、口服双香豆素类抗凝药物 |
| 狼疮抗凝物(LAC) | 肘静脉坐位或卧位采血 | 枸橼酸钠 1∶9 抗凝(准确留取至刻度) | 标本采集后立即送检,4 小时内完成检验。如果不能在 4 小时内完成检测,将血浆标本低温保存(−70～−20℃),试验前将血浆于 37℃ 下快速融化 | 阳性可见于自身免疫性疾病、病毒感染、骨髓增生性疾病、复发性流产等 |
| 血液流变学 | 空腹,坐位或卧位肘静脉采血 | 肝素抗凝管(10～20 U/ml)或 EDTA-$K_2$(1.5 g/L)抗凝管,抗凝剂应采用固体抗凝剂。采血时压脉带压迫时间尽可能缩短,使用大孔径针头 | 标本采集后立即送检。样品在室温下待检不超过 4 小时;4℃ 可贮存 12 小时 | 1. 血液流变学包括全血黏度和血浆黏度<br>2. 血液黏度呈现节律变化,高峰期上午 11:00 和晚上 20:00<br>3. 全血黏度增高:心脑血管病、高血压及肺心病、恶性肿瘤、血液病、异常血红蛋白病。降低:各种原因的贫血<br>4. 血浆黏度增高:心脑血管病、高血压及肺心病、恶性肿瘤、血液病。血浆黏度在很大程度上取决于机体水的含量,当脱水出现血液浓缩时黏度升高,血液稀释时,黏度下降 |

## 二、尿液检验

如表 2-2 所示。

表 2-2　尿液检验

| 检验指标 | | 患者准备 | 采集要求 | 保存运送 | 临床意义 |
|---|---|---|---|---|---|
| 尿液化学分析 | 尿胆原(URO) | 日常起居饮食、未使用影响检测的药物,晨起清洁会阴部,留取中段尿 10～20 ml;或者随机尿 | 干燥洁净、无污染、防渗漏、密封的一次性容器 | 室温下 1 小时内送检,4℃ 冷藏下 6 小时内送检 | 阴性见于完全阻塞性黄疸,阳性见于溶血性黄疸及肝细胞性黄疸<br>甲醛可导致假阳性;磺胺类,氯丙嗪类,对氨基水杨酸类药物可导致假阳性;使用抗生素可致减少或缺失,碱性尿致增高 |
| | 胆红素(BIL) | | | | 阳性见于肝细胞性黄疸及阻塞性黄疸;溶血性黄疸时,一般呈阴性<br>维生素 C>250 mg/L 和亚硝酸盐可导致假阴性;大量氯丙嗪,高浓度盐酸苯偶氮吡啶代谢物可导致假阳性 |

续表

| 检验指标 | | 患者准备 | 采集要求 | 保存运送 | 临床意义 |
|---|---|---|---|---|---|
| 尿液化学分析 | 酮体（KET） | 日常起居饮食，未使用影响检测的药物，晨起清洁会阴部，留取中段尿10～20 ml；或者随机尿 | 干燥洁净、无污染、防渗漏、密封的一次性容器 | 室温下1小时内送检、4℃冷藏下6小时内送检 | 阳性见于妊娠剧吐、长期饥饿、营养不良、剧烈运动后；糖尿病酸中毒患者呈强阳性<br>安替比林、酚类、磺基水杨酸类药物，大量左旋多巴可导致假阳性 |
| | 尿隐血（U-Hb） | | | | 1. 肾小球肾炎、尿路结石、泌尿系统感染引起的尿红细胞增高<br>2. 体内大量溶血导致游离血红蛋白增加<br>3. 维生素C＞500 mg/L时可导致假阴性；经血、氧化剂、过氧化物酶污染可导致假阳性 |
| | 尿蛋白（PRO） | | | | 分为短暂性蛋白尿（功能性、体位性）和持续性蛋白尿（肾前性、肾性、肾后性）<br>维生素C＞500 mg/L时可导致假阴性；经血、氧化剂、过氧化物酶污染可导致假阳性 |
| | 亚硝酸盐（NIT） | | | | 尿路细菌感染可致阳性，但阳性结果与致病菌数量没有直接关系<br>无亚硝酸盐还原酶、革兰阳性菌，饮食中无蔬菜、维生素C＞250 mg/L时可导致假阴性；色素尿可导致假阳性 |
| | 白细胞酶（LE） | | | | 阳性提示尿路炎症，如肾脏和下尿道炎症，也可见于前列腺炎<br>维生素C＞250 mg/L，白蛋白＞3 g/L，葡萄糖＞20 g/L，胆红素＞10 g/L时可导致假阴性；阴道分泌物污染可导致假阳性；GLU、SG和草酸浓度增高时，灵敏度降低 |
| | 尿糖（GLU） | | | | 阳性见于糖尿病、甲状腺功能亢进等，或者注射大量葡萄糖及精神激动<br>维生素C＞500 mg/L，尿路感染，高浓度阿司匹林可导致假阴性；氧化型清洁剂、次氯乙酸可导致假阳性 |
| | 比重（SG） | | | | 增高：少尿、急性肾炎、高热、心功能不全、脱水等减低：慢性肾小球肾炎、肾功能不全、尿崩症等<br>葡萄糖、尿素、碱性尿可导致假阴性；酮酸、明显糖尿、放射性造影剂可导致假阳性 |
| | 酸碱度（PH） | | | | 肉食者多为酸性，食蔬菜水果可致碱性，脓血尿均可呈碱性<br>甲醛溶液可导致假阴性；尿试带蛋白区溢出时pH值降低 |

| 检验指标 | | 患者准备 | 采集要求 | 保存运送 | 临床意义 |
|---|---|---|---|---|---|
| 尿液有形成分分析 | 维生素C | | | | 主要用于排除维生素C对干化结果的干扰,阳性提示尿隐血、胆红素、亚硝酸盐、葡萄糖检测结果可能为假阴性,24小时内应停服维生素C重新留样检测 |
| | 红细胞(RBC) | 日常起居饮食、未使用影响检测的药物,晨起清洁会阴部,留取中段尿10～20 ml;或者随机尿 | 干燥洁净、无污染、防渗漏、密封的一次性容器 | 室温下1小时内送检、4℃冷藏下6小时内送检 | 增多常见于肾小球肾炎、泌尿系结石、结核或恶性肿瘤 |
| | 白细胞(WBC) | | | | 增多表示泌尿系统有化脓性炎症 |
| | 细菌(BACT) | | | | 增多说明存在尿路感染 |
| | 上皮细胞(EC) | | | | 正常人尿液中可发现少量上皮细胞,肾小球肾炎时上皮细胞会增多,肾小管病变时出现小圆上皮细胞注意:女性阴道分泌物混入尿液中也会出现很多上皮细胞 |
| | 透明管型(CAST) | | | | 可偶见于正常人清晨浓缩尿中,在轻度或暂时性肾或循环功能改变时可增多 |
| | 病理管型(P·CAST) | | | | 颗粒管型:肾实质性病变,肾小球肾炎。红细胞管型:急性肾小球肾炎。白细胞管型:急性肾盂肾炎。脂肪管型:慢性肾炎肾病。宽大管型:慢性肾衰竭,预后不良。蜡样管型:慢性肾小球肾炎晚期及淀粉样变 |
| 尿三杯(TUM) | | 排尿时,分别留取前段、中段、末段的尿液。第1、3杯各留10 ml,第二杯留取大部分尿液 | 干燥洁净、无污染、防渗漏、密封的一次性容器 | 室温下1小时内送检、4℃冷藏下6小时内送检 | 若第一杯尿液异常程度最高,病变部位可能在前尿道,若第三杯异常程度更高,病变在膀胱或者后尿道,若三杯尿液均异常,病变则在膀胱颈以上尿三杯试验适用于男性泌尿道系统感染的患者,通过实验了解炎症所在部位,从而给予相应的治疗 |
| 尿人绒毛膜促性腺激素定性(HCG) | | 日常起居饮食、未使用影响检测的药物,留取中段尿1～6 ml | 干燥洁净、无污染、防渗漏、密封的一次性容器 | 室温下1小时、4℃冷藏6小时内送检 | 诊断早期妊娠、流产、异位妊娠;畸胎瘤、睾丸癌、卵巢癌、宫颈癌患者血液和尿液中的HCG也会明显增高 |

| 检验指标 | 患者准备 | 采集要求 | 保存运送 | 临床意义 |
|---|---|---|---|---|
| 尿本-周蛋白定性(BJP) | 日常起居饮食、未使用影响检测的药物,留取中段尿5～10 ml | 干燥洁净、无污染、防渗漏、密封的一次性容器 | 立即送检 | 阳性见于多发性骨髓瘤、巨球蛋白血症、原发性肾淀粉样变。恶性淋巴瘤、慢性淋巴细胞白血病、慢性肾炎等患者的尿中也可偶见 BJP |
| 尿液比密(SG) | 留取晨尿或随机尿中段。所需尿量与试验方法相关。干式化学法:10～20 ml;折射仪法:1～2 ml;比重计法:30～50 ml | 干燥洁净、无渗漏、密封、惰性材料的一次性容器 | 室温下 1 小时内送检,4℃冷藏下 6 小时内送检 | 比密增高时,尿量少见于急性肾炎、高热、心功能不全和脱水等;尿量多则见于糖尿病。比密降低见于慢性肾小球肾炎、肾功能不全和尿崩症等尿液酸碱度、温度及尿内容物(糖、蛋白等)可影响检测 |
| 尿液渗透量(UO) | 留取晨尿或随机尿中段 1～6 ml | 干燥洁净、无渗漏、密封、惰性材料的一次性容器 | 立即送检,1 小时内完成检验,忌大量饮水,应停服利尿剂 | 尿渗量:血浆渗量<3.0,表示肾脏浓缩功能不全。尿渗量:血浆渗量<1.2,表示急性肾小管功能障碍 |
| 尿乳糜定性 | 留取晨尿或随机尿中段 5～10 ml | 干燥洁净、无渗漏、密封、惰性材料的一次性容器 | 立即送检,1 小时内完成检验,尿液加少量饱和氢氧化钠再加乙醚有利于澄清 | 阳性见于丝虫病或者其他原因导致淋巴管阻塞 |

## 三、粪便检验

如表 2-3 所示。

表 2-3 粪便检验

| 检验指标 | 患者准备和采集方法 | 采集容器 | 保存运送 | 临床意义 |
|---|---|---|---|---|
| 粪便常规 | 自然排便,留取蚕豆大小粪便于有盖专业容器内(正常粪便在表面、深处、粪端进行多点采集,异常粪便采集黏液、脓血等处),排便困难的采用肛门指诊或采便管采集 | 干燥洁净、无吸水性、不渗漏、一次性有盖容器 | 立即送检,1 小时内完成检验,避免污染(如尿液、经血、阴道分泌物等) | 白细胞见于结肠炎症,红细胞见于消化道出血,外伤,肿瘤及其他出血性疾病,巨噬细胞见于急性细菌性痢疾,肠黏膜上皮细胞见于肠道炎症,肿瘤细胞见于结肠癌、直肠癌,夏科-雷登结晶见于肠道溃疡 |

| 检验指标 | 患者准备和采集方法 | 采集容器 | 保存运送 | 临床意义 |
|---|---|---|---|---|
| 粪便隐血（OB） | 自然排便，留取蚕豆大小粪便于有盖专业容器内（正常粪便在表面、深处、粪端进行多点采集，异常粪便采集黏液、脓血等处），排便困难的采用肛门指诊或采便管采集 | 干燥洁净、无吸水性、不渗漏、一次性有盖容器 | 立即送检，1小时内完成检验，3天内禁止摄入动物性食物，铁剂及大剂量维生素C。1小时内完成检验，避免假阳性（如血液及脓液）和假阴性（如后带现象） | 阳性常见于消化道出血，消化道恶性肿瘤时，粪便隐血可持续阳性，溃疡病时呈间断性阳性 |
| 粪便寄生虫及虫卵计数 | 自然排便，留取24小时粪便于干燥洁净的便盆 | 干燥洁净、无吸水性、不渗漏、一次性有盖容器 | 立即送检，查阿米巴则需保温 | 凡在粪便检查中查到虫卵，既能肯定有寄生虫感染 |

## 四、浆膜腔积液

如表2-4所示。

表2-4　浆膜腔积液

| 检验指标 | 患者准备 | 采集要求 | 保存运送 | 临床意义 |
|---|---|---|---|---|
| 浆膜腔积液（胸腹水）常规 | 由临床医生施行无菌浆膜腔穿刺，放置引流的患者直接从引流管接取 | 采集中段液体于消毒试管内，根据需要采用适当的抗凝剂予于抗凝，常规检查及细胞学检查（2 ml，DETA-K₂抗凝）、化学检查（2 ml，肝素抗凝）、另采集一管不加抗凝剂标本，厌氧菌培养1 ml，结核杆菌检查10 ml | 立即送检 | 用于鉴别漏出液和渗出液。常规项目包括：颜色、透明度、蛋白定性、细胞计数、比重等。漏出液：呈清亮、淡黄色液体，清晰透明，不凝固，比重常小于1.015。渗出液：呈血性或脓性，多混浊，易自行凝固或有凝块，比重常大于1.018 |

## 五、脑脊液检验

如表2-5所示。

表2-5　脑脊液检验

| 检验指标 | 患者准备 | 采集要求 | 保存运送 | 临床意义 |
|---|---|---|---|---|
| 脑脊液常规 | 侧卧于硬板床，背部与床面垂直，两手抱膝紧贴腹部，头向前胸屈曲，使躯干呈弓形，脊柱尽量后凸，临床医师一般行腰椎穿刺 | 将脑脊液分别收集于3个干燥洁净无菌塑料管中（按抽取顺序标注1、2、3管），每管采集量1～2 ml。第1管用于化学和免疫学检查；第2管用于病原微生物学检查（将标本盛于无菌塑料杯中）；第3管用于脑脊液理学和显微镜检查。若怀疑为恶性肿瘤，另采集1管用于脱落细胞学检查。遇高蛋白标本，第3管可用EDTA盐抗凝 | 应立即送检，不超过1小时 | 对神经系统疾病的诊断、疗效观察和预后判断均有重要意义 1. 脑脊液呈红色多见于穿刺损伤出血、蛛网膜下腔出血或脑室出血；黄色脑脊液见于陈旧性出血、黄疸和脑脊髓肿瘤；米汤样脑脊液见于各种化脓性细菌引起的脑膜炎；绿色脑脊液见于铜绿假单胞菌、肺炎链球菌、化脓性链球菌引起的脑膜炎 2. 结核性脑膜炎时脑脊液呈毛玻璃样浑浊；化脓性脑膜炎时呈脓性浑浊，1～2小时内可见凝块；蛛网膜下腔梗阻时脑脊液呈黄色胶冻状 |

续表

| 检验指标 | 患者准备 | 采集要求 | 保存运送 | 临床意义 |
|---|---|---|---|---|
| 脑脊液常规 | 侧卧于硬板床,背部与床面垂直,两手抱膝紧贴腹部,头向前胸屈曲,使躯干呈弓形,脊柱尽量后凸,临床医师一般行腰椎穿刺 | 将脑脊液分别收集于3个干燥洁净无菌塑料管中(按抽取顺序标注1、2、3管),每管采集量1~2 ml。第1管用于化学和免疫学检查;第2管用于病原微生物学检查(将标本盛于无菌塑料杯中);第3管用于脑脊液理学和显微镜检查。若怀疑为恶性肿瘤,另采集1管用于脱落细胞学检查。遇高蛋白标本,第3管可用EDTA盐抗凝 | 应立即送检,不超过1小时 | 3. 细菌性脑膜炎脑脊液细胞总数可显著升高,以中性粒细胞为主;结核性脑膜炎脑脊液细胞总数可升高,早期以中性粒细胞为主,后期以淋巴细胞为主;病毒性脑膜炎脑脊液细胞总数轻度升高,以淋巴细胞为主;脑室或蛛网膜下腔出血时,脑脊液内可见大量红细胞;寄生虫脑病时可见较多嗜酸性粒细胞 |

（审稿　佘小炜）

（编写　艾俊杰　喻超　孙玉良　龙思洁　张迎亚　严翼　陈凤萍　王飞　喻金峰）

# 第三章　临床化学检验

化学检验是临床检验工作的重要组成部分,它涉及身体各脏器的功能性检查如肝、肾、肺、胃及心脑血管等。检测所用的血、尿、脑脊液、胸腹水等标本,对于如何采集、保存、运送有着严格的规定。对患者和检验人员在检验前的准备工作也有着一定要求。

本部分将按血液标本、尿液标本、脑脊液标本、胸腹水标本的顺序依次介绍各项目的患者准备、采集要求、保存运送和临床意义。本部分涉及的黄头管指含或不含分离胶的促凝管,绿头管指肝素锂抗凝管,紫头管指 EDTA-K$_2$ 抗凝管。24 小时尿的采集方式:首日早 8 时排空膀胱,弃去此次尿液,再收集至次日早 8 时的全部尿液,准确量取总体积。

## 一、血液标本

### (一)蛋白质测定

如表 3-1 所示。

表 3-1　蛋白质测定

| 检验指标 | 患者准备 | 采集要求 | 保存运送 | 临床意义 |
|---|---|---|---|---|
| 血清总蛋白(TP) | 12 小时禁食,避免剧烈运动,保持情绪稳定 | 黄头管,肘静脉采血,样本量 3 ml,避免标本溶血 | 常温送检,15～25℃保存 6 天,2～8℃保存 30 天 | 增高:<br>(1)血浆中水丢失而浓缩,总蛋白浓度相对增高。呕吐、腹泻、高热大汗等急性失水时,可升高达 100～150 g/L。使用脱水、利尿药,以及休克、慢性肾上腺皮质功能减退患者,亦可出现血浆浓缩<br>(2)血清蛋白质合成增加。多见于多发性骨髓瘤、巨球蛋白血症患者,此时主要是球蛋白增加,总蛋白可＞100 g/L<br>降低:<br>(1)血浆中水分增加而被稀释。如各种原因所致的水潴留,总蛋白浓度相对降低<br>(2)营养不良和消耗增加。长期食物中蛋白不足或慢性肠道疾病导致的吸收不良,体内蛋白质合成原料缺乏。严重结核病、甲状腺功能亢进、长期发热和恶性肿瘤等均可致血浆蛋白大量消耗<br>(3)合成障碍。主要是严重肝功能损伤致蛋白质合成减少,以白蛋白下降最显著<br>(4)血浆蛋白大量丢失。肾病综合征时大量蛋白特别是白蛋白从尿中丢失。严重烧伤时大量血浆渗出。大出血、溃疡性结肠炎等均可使蛋白丢失 |

| 检验指标 | 患者准备 | 采集要求 | 保存运送 | 临床意义 |
|---|---|---|---|---|
| 血清白蛋白（ALB） | 12小时禁食，避免剧烈运动，保持情绪稳定 | 黄头管,肘静脉采血,样本量3ml,避免标本溶血 | 常温送检,15～25℃保存7天,2～8℃保存30天 | 增高:ALB伴TP升高但A/G正常,见于脱水等导致血浆浓缩。尚未发现单纯导致ALB升高的疾病<br>降低:<br>(1)急性ALB降低伴TP降低但A/G正常,见于大出血、严重烧伤时血浆大量丢失或短期内大量补液<br>(2)慢性ALB降低,伴TP降低,但A/G正常,见于长期营养不良蛋白质合成不足。慢性ALB降低但TP正常或略少,而球蛋白升高,A/G降低甚至倒置,提示肝纤维化导致肝实质细胞ALB生成受损,肝间质细胞球蛋白表达上调。慢性ALB及TP降低,球蛋白正常而A/G降低,提示血浆ALB大量丢失,如肾病综合征、妊娠晚期(分娩后可迅速恢复正常)<br>(3)先天性白蛋白缺乏症。白蛋白(ALB)异常的临床意义通常结合总蛋白(TP)、球蛋白(GLB)、A/G综合分析 |
| 血清球蛋白（GLB） | 12小时禁食,避免剧烈运动,保持情绪稳定 | 黄头管,肘静脉采血,样本量3ml,避免标本溶血 | 常温送检,15～25℃保存7天,2～8℃保存30天 | 增高:单纯性增高:感染性疾病、自身免疫性疾病、多发性骨髓瘤<br>相对性增高:同TP、ALB<br>降低:<br>(1)合成减少。长期大剂量使用肾上腺皮质激素和其他免疫抑制剂<br>(2)低γ-球蛋白血症或无γ-球蛋白血症<br>(3)正常婴儿出生后至3岁,可出现生理性降低 |
| 前白蛋白（PA） | 避免剧烈运动,保持情绪稳定 | 黄头管,肘静脉采血,样本量3ml,避免标本溶血 | 常温送检 | 增高:霍奇金病<br>降低:营养不良、急性炎症、恶性肿瘤、肝硬化、肾炎、创伤等 |
| C反应蛋白（CRP） | 保持平日生活、饮食习惯。建议空腹采血。避免剧烈运动,保持情绪稳定 | 黄头管,肘静脉采血,样本量3ml,避免标本溶血。采血前至少静坐5分钟,止血带使用不超过1分钟 | 常温送检,2～8℃保存2个月,15～25℃保存11天 | 增高:<br>(1)化脓性感染、组织坏死(心肌梗死、严重创伤、大手术、烧伤等)、恶性肿瘤、结缔组织病、器官移植急性排斥等<br>(2)鉴别细菌感染与非细菌感染、风湿热活动和稳定期、器质性和功能性疾病 |

| 检验指标 | 患者准备 | 采集要求 | 保存运送 | 临床意义 |
|---|---|---|---|---|
| 血清淀粉样蛋白A（SAA） | 避免剧烈运动，保持情绪稳定 | 绿头管、紫头管、黄头管，肘静脉采血，样本量3 ml，避免标本溶血 | 2～8℃下储藏，可在血清和血浆中保持稳定2个月。在15～25℃下储藏，可保持稳定11天 | 增高：<br>(1)感染性疾病的早期急剧升高，有助于早期诊断、病情评估和肾移植预后评估<br>(2)SAA与CRP联合检测可以鉴别诊断细菌性感染还是病毒性感染，无细菌感染的病毒性感染时仅SAA升高而CRP不高或极小幅度升高<br>(3)SAA与动脉粥样硬化病程有关，也作为冠心病的早期诊断指标<br>(4)类风湿性关节炎的炎性指标之一 |

## （二）糖代谢测定

如表3-2所示。

表3-2　糖代谢测定

| 检验指标 | 患者准备 | 采集要求 | 保存运送 | 临床意义 |
|---|---|---|---|---|
| 葡萄糖（GLU） | 建议空腹12小时，随机抽血亦可 | 黄头管，肘静脉采血，样本量3 ml，避免标本溶血 | 尽快分离血清和红细胞，不能迅速分离的应收集到含有氟化物、单碘酸盐或甘露糖的管内 | 增高：<br>(1)生理性高血糖：高糖饮食1～2小时后，运动情绪紧张等引起的交感神经兴奋<br>(2)内分泌疾病如糖尿病、嗜铬细胞瘤、甲状腺功能亢进、皮质醇增多症<br>(3)脑损伤、脑卒中、脑膜炎等刺激血糖中枢的疾病<br>(4)高热、呕吐、腹泻导致的脱水使得血浆呈高渗状态<br>(5)胰腺病变如急慢性胰腺炎、胰腺肿瘤、胰腺切除<br>(6)肝功能障碍使得肝糖原合成障碍，使得餐后血糖升高<br>(7)药物影响：激素、噻嗪类利尿剂、口服避孕药等<br>降低：<br>(1)胰岛素相对或绝对增多疾病如胰岛B细胞瘤<br>(2)肝细胞受损及先天性的糖原代谢障碍<br>(3)尿毒症、严重的营养不良<br>(4)自身免疫性疾病<br>(5)胃切除后的饮食性低血糖及2型糖尿病晚期出现的低血糖<br>(6)药物引起的低血糖 |

| 检验指标 | 患者准备 | 采集要求 | 保存运送 | 临床意义 |
|---|---|---|---|---|
| 口服葡萄糖耐量实验（OGTT） | 1. 实验前三天受试者食物中的糖保持正常水平停用药物<br>2. 空腹 10～16 小时后坐位抽取静脉血测定空腹血葡萄糖<br>3. 将 75 g 无水葡萄糖溶于 250～300 ml 水中,5 分钟内饮完。妊娠妇女用量为 100 g,儿童按 1.75 g/kg 体重计算,但总量不超过 75 g<br>4. 服糖后每隔半小时取血一次,共测定血浆葡萄糖浓度四次,共测定 2 小时。必要时可延长血标本的收集时间,最长可达 6 小时 | 黄头管,肘静脉采血,样本量 3 ml,避免标本溶血 | 及时送检尽快分离血清于红细胞,2～8℃可保存 7 天,避免溶血和严重黄疸 | 正常糖耐量:空腹血糖<6.1 mmol/L,30～60 分钟达到高峰,120 分钟时基本恢复正常水平,且尿糖水平阴性<br>糖尿病性糖耐量:空腹血糖＞7.0 mmol/L,峰时延后,一般在 1 小时后出现,峰值≥11.1 mmol/L。120 分钟不能恢复正常水平<br>糖耐量受损:空腹血糖 6.1～7.0 mmol/L,120 分钟血糖水平在 7.8～11.1 mmol/L |
| 糖化血红蛋白（HBA1C） | 12 小时禁食,避免剧烈运动,保持情绪稳定 | 黄头管,肘静脉采血,样本量 2 ml,避免标本溶血 | 及时送检,2～8℃可保存 7 天,室温 15～30°保存 3 天 | HBA1C 反映 2～3 个月的血糖水平:<br>4%～6%:血糖控制正常<br>6%～7%:血糖控制比较理想<br>7%～8%:血糖控制一般<br>8%～9%:控制不理想,需加强血糖控制,多注意饮食结构及运动,并在医生指导下调整治疗方案<br>＞9%:血糖控制不良,是慢性并发症发生发展的危险因素,可能引发糖尿病性肾病、动脉硬化、白内障等并发症,并有可能出现酮症酸中毒等急性合并症 |
| 糖化血清蛋白（GSP） | 12 小时禁食,避免剧烈运动,保持情绪稳定 | 黄头管,肘静脉采血,样本量 3 ml,避免标本溶血 | 及时送检,2～8℃保存 2 周,－20℃保存 5 周,避免反复冻融 | 增高:反映 2～3 周前的血糖控制水平,不受即刻葡萄糖水平的影响,升高的主要原因是血糖控制不良,一段时间内连续监测可达到较好的监控效果 |

## (三)无机离子测定

如表 3-3 所示。

表 3-3　无机离子测定

| 检验指标 | 患者准备 | 采集要求 | 保存运送 | 临床意义 |
|---|---|---|---|---|
| 血钾<br>(K) | 12 小时禁食，避免剧烈运动，保持情绪稳定 | 黄头管、绿头管，肘静脉采血，样本量 3 ml，避免标本溶血 | 及时送检，血清或血浆 2～4℃可保存 7 天<br>含铵离子的抗凝剂枸盐酸钠、草酸盐、EDTA 等均可影响测定结果。溶血对血钾测定有明显影响，因为红细胞内钾的浓度为血清钾的 20 倍，故严防样品溶血。血浆钾比血清钾低 0.1～0.7 mmol/L，这种差别是由于血液凝固血小板破裂会释放一部分钾，全血未及时分离或冷藏均可使血钾上升 | 高血钾症：血清钾＞5.6 mol/L 为高血钾症，高血钾症引起严重的肌肉、心肌和呼吸功能的一致性紊乱。血钾＞7.0 mol/L 时即可引发心室颤动、心脏停搏而至死亡<br>增高：<br>(1)肾功能障碍使排钾减少，如少尿、尿闭、尿毒症，又如急性肾功能衰竭、大出血使肾血流量锐减、血压下降伴休克<br>(2)释放性高血钾症，如输血事故、重度溶血反应、组织大量破坏使细胞内钾大量释放出来<br>(3)组织低氧，急性哮喘发作、急性肺炎、呼吸障碍等<br>(4)皮质功能减退造成高血钾症、低血钠症<br>(5)含钾药物及潴钾利尿药的过度使用<br>低血钾症：血钾＜3.6 mol/L 为低钾血症<br>降低：<br>(1)钾进食不足<br>(2)丢失过多：呕吐和腹泻<br>(3)肾脏疾病：急性肾衰多尿期，尿排出大量电解质<br>(4)皮质功能亢进，尤其是醛固酮增多症，尿钾丢失过多。长期使用皮质激素未同时补钾 |
| 血钠<br>(NA) | 12 小时禁食，避免剧烈运动，保持情绪稳定 | 黄头管、绿头管，肘静脉采血，样本量 3 ml，避免标本溶血 | 及时送检，血清或血浆 2～4℃可保存 7 天<br>含铵离子的抗凝剂枸盐酸钠、草酸盐、EDTA 等均可影响测定结果 | 增高：严重脱水、尿崩症、呕吐、腹泻等<br>降低：<br>(1)胃肠道钠流失，如幽门梗阻、呕吐、腹泻等<br>(2)尿钠排出增多，见于严重肾盂肾炎、肾小管严重损害、肾上腺皮质功能不全、糖尿病及应用利尿剂治疗等<br>(3)皮肤失钠：如大量出汗、大面积烧伤及创伤等<br>(4)抗利尿激素(ADH)过多：如肾病综合征肝硬化腹水及右心衰竭等 |

| 检验指标 | 患者准备 | 采集要求 | 保存运送 | 临床意义 |
|---|---|---|---|---|
| 血清氯化物（Cl） | 12小时禁食，避免剧烈运动，保持情绪稳定 | 黄头管、绿头管，肘静脉采血，样本量3 ml，避免标本溶血 | 及时送检、分离血清，4小时内完成检测。血清或血浆2~4℃可保存7天 | 增高:高氯血症常见于高钠血症、失水大于失盐、氯化物相对浓度增高、高氯血症代谢酸中毒、过量注射生理盐水等<br>降低:临床上较为多见，常见原因有:氯化钠的异常丢失和摄入减少，如严重呕吐、腹泻、胃液、胰液或胆汁大量丢失，长期限制氯化钠的摄入，艾迪生病，抗利尿素分泌增多的稀释性低钠、低氯血症 |
| 血清总钙（Ca）/校正钙［Ca(adj)］ | 12小时禁食，避免剧烈运动，保持情绪稳定 | 黄头管、绿头管，肘静脉采血，样本量3 ml，避免标本溶血 | 及时送检，血清或血浆2~4℃可保存7天 | 增高:甲状旁腺功能亢进、多发性骨髓瘤、结节病、大量应用维生素D治疗引起的肠道过量吸收钙<br>降低:<br>(1)婴儿手足搐搦症、维生素D缺乏症、引起血清蛋白减少的疾病<br>(2)伴高血磷见于甲状旁腺功能减退和慢性肾衰竭，伴血清磷正常或偏低见于佝偻病、骨软化症<br>当白蛋白或总蛋白水平异常时，通过总钙来评估患者的钙水平是不准确的。临床上用校正钙抵消蛋白质对血钙浓度测定的影响。不同的学者对校正钙的公式有不同看法，实验室可根据自身需求选择合适的校正钙公式进行计算<br>推荐公式为:Ca(adj)(mmol/L)＝Ca＋(40－ALB)×0.025 |
| 血清磷（P） | 12小时禁食，避免剧烈运动，保持情绪稳定 | 黄头管、绿头管，肘静脉采血，样本量3 ml，避免标本溶血 | 及时送检，血清或血浆2~4℃可保存7天 | 增高:<br>(1)甲状腺旁腺功能减退<br>(2)肾功能不全或衰竭、尿毒症、肾炎晚期、磷酸盐排出障碍、血清磷滞留<br>(3)维生素D过多，促进肠道钙磷吸收，血清钙磷升高<br>(4)多发性骨髓瘤、骨质疏松症、转移骨瘤、骨折愈合期<br>降低:<br>(1)甲状旁腺功能亢进<br>(2)佝偻病、软骨病伴有继发性甲状旁腺增生，尿磷排泄增多导致血磷降低<br>(3)糖利用增加消耗了大量的无机磷盐<br>(4)肾小管变性病变重吸收磷障碍，血磷偏低<br>(5)乳糜泻时肠内大量的脂肪存在，抑制磷吸收 |

| 检验指标 | 患者准备 | 采集要求 | 保存运送 | 临床意义 |
|---|---|---|---|---|
| 血清镁（Mg） | 12小时禁食，避免剧烈运动，保持情绪稳定 | 黄头管、绿头管，肘静脉采血，样本量3 ml，避免标本溶血 | 及时送检，血清或血浆2～4℃可保存7天 | 增高：<br>(1)肾脏疾病，如急性或慢性肾衰竭<br>(2)内分泌疾病，如甲状腺功能减退<br>(3)多发性骨髓瘤、严重脱水<br>降低：<br>(1)镁由消化道丢失，如长期禁食、慢性腹泻、消化不良等<br>(2)镁由尿路丢失，如慢性肾炎多尿期或长期用利尿药治疗者<br>(3)内分泌疾病，如甲状腺功能亢进等 |
| 二氧化碳结合力（$CO_2$） | 12小时禁食，避免剧烈运动，保持情绪稳定 | 黄头管、绿头管，肘静脉采血，样本量3 ml，避免标本溶血 | 应及时送检并尽快分离血浆、血清，避免溶血。分离后，2～8℃可稳定数个小时。避免标本暴露在空气中 | 增高：代谢性碱中毒（碱性物质产生过多或肾功能不全）、呼吸性酸中毒（肺部排出二氧化碳功能障碍）<br>降低：代谢性酸中毒（酸性物质产生过多或肾功能不全）、呼吸性碱中毒（呼吸中枢兴奋导致的唤起过度）等 |

## (四)血清酶测定

如表3-4所示。

表3-4　血清酶测定

| 检验指标 | 患者准备 | 采集要求 | 保存运送 | 临床意义 |
|---|---|---|---|---|
| 丙氨酸氨基转移酶（ALT） | 12小时禁食，避免剧烈运动，保持情绪稳定 | 黄头管，肘静脉采血，样本量3 ml，避免标本溶血 | 常温送检，2～8℃可保存7天，15～25℃可保存3天 | 增高：<br>(1)各种急性肝损伤（如急性传染性肝炎及药物或酒精中毒）时，血清ALT可在临床症状（如黄疸）出现之前急剧升高，并一般与病情轻重和恢复情况相平行<br>(2)慢性肝炎、脂肪肝、肝硬化、肝癌、肝淤血等<br>(3)胆石症、胆囊炎、胰腺炎、心肌梗死、心肌炎、心力衰竭及服用某些药物（如氯丙嗪、异烟肼、奎宁、水杨酸制剂等） |
| 天门冬氨酸氨基转移酶（AST） | 12小时禁食，避免剧烈运动，保持情绪稳定 | 黄头管，肘静脉采血，样本量3 ml，避免标本溶血 | 常温送检，2～8℃可保存7天，15～25℃可保存4天。常规测试中，样本不推荐冷冻。避免使用溶血样本，因红细胞中AST浓度大约是血清中的15倍 | 增高：<br>(1)急性肝损伤时，血清AST升高，但不如ALT升高明显，慢性肝炎、肝硬化、肝癌等情况时AST升高明显，可超过ALT，AST/ALT比值常用于急慢性肝脏疾病的鉴别诊断<br>(2)心脏疾病、胆道疾病等及服用某些药物时也可见血清AST升高。AST心肌分布较多，过去曾用于心肌梗死的实验诊断，由于其本身的局限性及更佳心肌标志物（如肌钙蛋白）的出现，目前已基本不用于此临床目的 |

| 检验指标 | 患者准备 | 采集要求 | 保存运送 | 临床意义 |
|---|---|---|---|---|
| γ-谷氨酰转移酶（GGT） | 最好空腹采血,避免乳糜血干扰。避免剧烈运动,保持情绪稳定 | 黄头管,肘静脉采血,样本量 3 ml,避免标本溶血 | 常温送检,2～25℃可保存 7 天 | 增高:<br>(1)各种原因引起的肝脏疾病可见血清GGT升高。类似于血清碱性磷酸酶（ALP）,肝内或肝外胆管阻塞时血清GGT升高明显,但血清GGT和机体成骨活动无关,故血清ALP升高而GGT不高时可排除ALP的肝来源<br>(2)原发或继发性肝癌时也可见血清GGT明显升高。肝炎、肝硬化、脂肪肝等肝实质病变时血清GGT一般中度升高<br>(3)重度饮酒及长期服用某些药物(如苯巴比妥、苯妥英钠等)血清GGT常常升高 |
| 碱性磷酸酶（ALP） | 12 小时禁食。避免剧烈运动,保持情绪稳定 | 黄头管,肘静脉采血,样本量 3 ml,避免标本溶血 | 常温送检,2～25℃可保存 7 天。常规测试中,不推荐冰冻保存 | 增高:<br>(1)急性肝炎(病毒性及中毒性)时血清ALP轻中度升高,肝硬化、胆石症、肿瘤等引起胆汁淤积时血清ALP大幅升高,肝外胆道阻塞时ALP升高更为明显,且升高程度经常与阻塞程度呈正相关<br>(2)血清骨ALP是总体成骨活动良好指标,出现成骨活动相关疾病时血清ALP升高,维生素D缺乏、甲状腺功能亢进、纤维性骨炎、骨折修复等情况时血清ALP升高,Paget 病、骨肿瘤等可见血清ALP大幅升高<br>(3)生长期儿童、孕妇可见生理性升高<br>降低:重症慢性肾炎、儿童甲状腺功能不全、贫血等 |
| 血清胆碱酯酶(CHE) | 避免剧烈运动,保持情绪稳定 | 黄头管,肘静脉采血,样本量 3 ml,避免标本溶血 | 常温送检,2～8℃可保存 7 天。低于－70℃可保存6 个月。样本不可反复冻融 | 增高:肾病综合征、甲状腺功能亢进、肥胖型糖尿病、癫痫患者<br>降低:<br>(1)各种慢性肝脏疾病<br>(2)有机磷等农药中毒 |
| 腺苷脱氨酶（ADA） | 避免剧烈运动,保持情绪稳定 | 黄头管,肘静脉采血,样本量 3 ml,避免标本溶血 | 常温送检 | 增高:<br>(1)急性肝损伤、慢性肝病、肝纤维化<br>(2)血液病(慢性溶血、先天性再生障碍性贫血)、肿瘤、结核性脑膜炎<br>降低:阿米巴脓肿、重症联合免疫缺陷病(SCID) |

| 检验指标 | 患者准备 | 采集要求 | 保存运送 | 临床意义 |
|---|---|---|---|---|
| 肌酸激酶（CK） | 12 小时禁食。避免剧烈运动，保持情绪稳定 | 黄头管，肘静脉采血，样本量 3 ml，避免标本溶血 | 常温送检，2～8℃可保存 3 周，15～25℃可保存 7 天 | 增高：<br>(1)骨骼肌和心肌损伤。急性心肌梗死时 CK 升高在梗死后 2～4 小时，10～24 小时达峰值，3～4 天恢复正常<br>(2)全身性肌肉疾病、各种类型的进行性肌萎缩、病毒或细菌引起的肌肉感染（如心肌炎、皮肌炎等）<br>(3)脑血管意外、脑膜炎、甲状腺功能减退<br>(4)剧烈运动、各种插管及手术、肌肉注射氯丙嗪(冬眠灵)和抗生素 |
| 肌酸激酶同工酶活性（CK-MB） | 避免剧烈运动，保持情绪稳定 | 黄头管，肘静脉采血，样本量 3 ml，避免标本溶血 | 常温送检，2～8℃避光保存可稳定 7 天，20～25℃避光保存可稳定 2 天，－20℃避光保存可稳定 1 年。避免使用脂血、溶血、黄疸标本 | 增高：急性心肌梗死、骨骼肌损伤、外伤、剧烈锻炼等。CK-MB 在心肌受损 12 小时后达到峰值。CK-MB 也是不稳定性心绞痛的预后判断、溶栓治疗疗效观察，确定心肌再灌注与否的重要指标 |
| 乳酸脱氢酶（LDH） | 避免剧烈运动，保持情绪稳定 | 黄头管，肘静脉采血，样本量 3 ml，避免标本溶血 | 常温送检，2～8℃可保存 4 天，15～25℃可保存 7 天。尽快将血清于凝块中分离。由于红细胞内 LDH 活性是血清的 150 倍,不可使用溶血标本 | 增高：心肌梗死、肝炎、肺梗死、某些恶性肿瘤、白血病等。某些肿瘤转移所致的胸腹水中的乳酸脱氢酶活力往往升高 |
| α-羟丁酸脱氢酶（HBDH） | 避免剧烈运动，保持情绪稳定 | 黄头管，肘静脉采血，样本量 3 ml，避免标本溶血 | 常温送检，2～8℃可保存 4 天，15～25℃可保存 7 天 | 增高：当发生心肌梗死时，α-HBDH 活力升高可持续两周或更长时间，因此，α-HBDH 与 CK、CK-MB、AST、LDH 的配合测定是诊断早期心肌梗死重要指标 |

| 检验指标 | 患者准备 | 采集要求 | 保存运送 | 临床意义 |
|---|---|---|---|---|
| 血淀粉酶（AMS） | 避免剧烈运动,保持情绪稳定 | 黄头管,肘静脉采血,样本量3 ml,避免标本溶血 | 及时送检。室温保存4天,4℃以下2周,-20℃以下可保存数年 | 增高:<br>(1)急性胰腺炎:以P-AMY增高为主。血清:在发病6～12小时升高,12～24小时达高峰,2～5天降低至正常<br>(2)流行性腮腺炎:发病2～3天,AMY升高,常为参考值的2～5倍,以S-AMY为主。如超过500 U/L,即有临床意义。达350 U应怀疑此病<br>(3)急腹症:急性阑尾炎、肠梗阻、胰腺癌、胆石症、溃疡病穿孔以及吗啡注射后均可升高,但常低于500 U<br>(4)肾功能障碍时血淀粉酶可升高<br>降低:某些肝硬化、肝炎等肝病 |
| 血脂肪酶（LPS） | 避免剧烈运动,保持情绪稳定 | 黄头管,肘静脉采血,样本量3 ml,避免标本溶血 | 及时送检。室温保存4天,4℃以下2周,-20℃以下可保存数年 | 增高:<br>(1)急性胰腺炎,升高时间早、幅度大、持续时间长,诊断敏感性和特异性优于血清淀粉酶,尤其在急性胰腺炎与其他急腹症(如胃肠穿孔、肠梗阻等)的鉴别诊断中有重要价值<br>(2)酗酒、慢性胰腺炎、胰腺癌、肝胆疾患等血清可有不同程度升高 |
| 胃蛋白酶原Ⅰ（PGⅠ） | 检查前晚上8时后避免进食和剧烈运动 | 黄头管,肘静脉采血,样本量3 ml,避免标本溶血 | 标本采集后应及时分离血清并尽快检测。样本应避免溶血 | 增高:胃酸分泌过多<br>降低:胃酸分泌减少或胃黏膜腺体萎缩 |
| 胃蛋白酶原Ⅱ（PGⅡ） | 检查前晚上8时后避免进食和剧烈运动 | 黄头管,肘静脉采血,样本量3 ml,避免标本溶血 | 标本采集后应及时分离血清并尽快检测。样本应避免溶血 | 增高:胃底黏膜病变 |
| 胃蛋白酶原Ⅰ/胃蛋白酶原Ⅱ（PGⅠ/PGⅡ） | 检查前晚上8时后避免进食和剧烈运动 | 黄头管,肘静脉采血,样本量3 ml,避免标本溶血 | 标本采集后应及时分离血清并尽快检测。样本应避免溶血 | 降低:PGⅠ/PGⅡ的比值进行性降低与胃黏膜萎缩进展相关 |

## (五)胆红素、胆汁酸、甘胆酸、血氨测定

如表3-5所示。

表3-5　胆红素、胆汁酸、甘胆酸、血氨测定

| 检验指标 | 患者准备 | 采集要求 | 保存运送 | 临床意义 |
|---|---|---|---|---|
| 血清总胆红素（TBIL） | 12小时禁食，避免剧烈运动，保持情绪稳定 | 黄头管，肘静脉采血，样本量3ml，避免标本溶血 | 常温送检，2～8℃可保存7天，15～25℃可保存1天。标本需避光保存。避免使用溶血样本 | 增高：<br>(1)非结合胆红素或结合胆红素生成增加<br>(2)肝细胞摄取非结合胆红素能力下降<br>(3)肝细胞转化胆红素能力降低<br>(4)肝细胞及肝内外胆红素分泌排泄功能障碍 |
| 血清直接胆红素（DBIL） | 12小时禁食，避免剧烈运动，保持情绪稳定 | 黄头管，肘静脉采血，样本量3ml，避免标本溶血 | 常温送检，15～25℃避光保存可稳定3天。常规测试中，样本不可冷冻。轻微溶血也可导致数值降低，避免使用溶血、脂血样本 | 临床常根据引起黄疸原因不同，将黄疸分为溶血性黄疸、肝细胞性黄疸和梗阻性黄疸<br>溶血性黄疸以非结合胆红素（间接胆红素）增高明显。梗阻性黄疸时以结合胆红素（直接胆红素）增高明显。肝细胞性黄疸时两者均增高 |
| 血清总胆汁酸（TBA） | 12小时禁食，避免剧烈运动，保持情绪稳定 | 黄头管，肘静脉采血，样本量3ml，避免标本溶血 | 常温送检，4℃可保存7天，−20℃可保存2个月 | 增高：<br>(1)肝细胞损伤：急性肝炎、慢性活动性肝炎、酒精肝、中毒性肝病、肝硬化、肝癌<br>(2)肝内、肝外胆管阻塞：胆道阻塞、胆汁性肝硬化、新生儿胆汁淤积、妊娠性胆汁淤积、胆石症、胆道肿瘤<br>(3)门脉分流<br>(4)生理性增高：进食后可一过性增高 |
| 甘胆酸（CG） | 避免剧烈运动，保持情绪稳定 | 黄头管，肘静脉采血，样本量3ml，避免标本溶血 | 常温送检，2～8℃可保存7天 | 增高：<br>(1)急性肝炎、慢性活动性肝炎、原发性肝癌、肝硬化、慢性迁徙性肝炎<br>(2)胆石症、黄疸、胆管、胆囊排泄障碍、梗阻性肝病、肠-肝循环障碍<br>(3)酒精性肝损伤 |
| 血氨（AMM） | 避免剧烈运动，保持情绪稳定。标本采集前一天午夜后禁止吸烟 | 绿头管、紫头管，肘静脉采血，样本量3ml，避免标本溶血 | 采样后，血液中氨基酸即可脱氨分解，故采血后必须立即置冰浴，尽快分离血浆，及时检测 | 增高：<br>(1)严重肝损害（肝性脑病、肝硬化后期的肝昏迷、肝衰竭、急性和亚急性重型肝炎、Reye综合征等）<br>(2)尿毒症<br>(3)上消化道大出血<br>(4)过多摄入高蛋白饮食和运动后<br>降低：低蛋白血症和严重贫血 |

## (六)非蛋白含氮化合物测定

如表 3-6 所示。

表 3-6　非蛋白含氮化合物测定

| 检验指标 | 患者准备 | 采集要求 | 保存运送 | 临床意义 |
|---|---|---|---|---|
| 尿素(BUN) | 建议空腹 12 小时后,避免剧烈运动,保持情绪稳定 | 黄头管,肘静脉采血,样本量 3 ml,避免标本溶血 | 及时送检,2～25℃可保存 7 天,避免溶血和严重黄疸 | 增高:<br>(1)肾性:肾小球肾炎、肾病晚期、肾衰竭、中毒性肾炎、多囊肾、肾纤维化<br>(2)肾前性:心脏代偿失调、缺水(呕吐、腹泻)幽门梗阻、肠梗阻、消化道出血等原因<br>(3)肾后性:任何类型的泌尿道梗阻是主要的肾后因素如前列腺炎、尿道结石、膀胱癌<br>(4)高蛋白饮食等生理性原因<br>降低:<br>(1)长期的蛋白质摄入不足如营养不良<br>(2)利尿期间,大量尿素被排泄到尿液中,血清尿素降低 |
| 肌酐(CREA) | 建议空腹 12 小时后,避免剧烈运动,保持情绪稳定 | 黄头管、绿头管,肘静脉采血,样本量 3 ml,避免标本溶血 | 及时送检,2～10℃可保存 7 天,－20℃可长期保存,避免溶血和严重黄疸 | 增高:<br>(1)肾小球过滤过功能减退的疾病如:急性肾小球肾炎、慢性肾功能衰竭等<br>(2)短时间内摄取肉食后和肌肉发达者极剧烈肌肉活动后血肌酐水平可一定程度升高<br>(3)妊娠期的妇女由于生理原因肌酐上升,但由于血浆稀释,故比正常人低,也应视为有升高的倾向<br>(4)肾血流量减少如休克、脱水、失血<br>(5)肢端肥大症、巨人症<br>降低:<br>(1)肌营养不良、肌肉萎缩或长期禁食的患者<br>(2)贫血如婴幼儿、妊娠期妇女<br>(3)严重肝病 |
| 尿素/肌酐比(BUN/CREA) | 建议空腹 12 小时后,避免剧烈运动,保持情绪稳定 | 黄头管,肘静脉采血,样本量 3 ml,避免标本溶血 | 及时送检,2～10℃可保存 7 天,－20℃可长期保存,避免溶血和严重黄疸 | 增高:当尿素、肌酐水平均上升时,可用来诊断肾前性氮质血症,如脱水、蛋白质代谢增加、皮质醇治疗、肾脏灌注减少、消化道出血,此时 BUN/CREA>10∶1<br>降低:<br>(1)器质性肾衰竭时,尿素、肌酐同时增高,BUN/CREA≤10∶1<br>(2)肌酐水平相对降低,如透析患者<br>(3)大量使用利尿类药物<br>(4)需要注意的是,在尿素、肌酐水平均未升高时,BUN/CREA 无太大意义 |

| 检验指标 | 患者准备 | 采集要求 | 保存运送 | 临床意义 |
|---|---|---|---|---|
| 肾小球滤过率(GFR) | 建议空腹12小时后,避免剧烈运动,保持情绪稳定 | 黄头管、绿头管,肘静脉采血,样本量3ml,避免标本溶血 | 及时送检,2~10℃可保存7天,−20℃可长期保存,避免溶血和严重黄疸 | 增高:快速静脉快速注射生理盐水后,血浆胶体渗透压下降,肾小球血浆流量增加<br>降低:<br>(1)影响肾小球滤过功能的各种原发性和继发性肾脏疾病如肾小球肾炎、急慢性肾功能衰竭等<br>(2)随着年龄老化,肾小球滤过率也会逐渐减低,40岁以后肾小球滤过率每年减低约1.16 ml/min |
| 尿酸(UA) | 建议空腹12时后,避免剧烈运动,保持情绪稳定 | 黄头管,肘静脉采血,样本量3 ml,避免标本溶血 | 及时送检,2~8℃可保存7天,15~25℃可保存3天 | 增高:<br>(1)肾小球滤过率下降导致的肾脏疾病<br>(2)由于嘌呤代谢失调导致的痛风<br>(3)高血压、子痫等肾血流量减少的疾病<br>(4)核酸代谢亢进性疾病如白血病、多发性骨髓瘤<br>(5)中毒如氯仿、四氯化碳、铅<br>降低:<br>(1)尿酸合成减少如肝豆状核变性<br>(2)生成尿酸的酶缺陷如黄嘌呤氧化酶、嘌呤核苷磷酸化酶<br>(3)长期使用糖皮质激素<br>(4)严重贫血 |
| 胱抑素(CYC) | 建议空腹12时后,随时抽血亦可,避免剧烈运动,保持情绪稳定 | 黄头管、绿头管,肘静脉采血,样本量3ml,避免标本溶血 | 2~8℃稳定3天,−20℃可长期保存,避免反复冻融 | 增高:<br>(1)肾小球滤过功能受损,与其他血清肾功能项目组合(肌酐、尿素、尿酸)可显著提高检测的灵敏度和特异性<br>(2)在肾移植的患者中,CYC可及时判断出急性排斥反应或药物对肾脏的损害<br>(3)在心血管疾病中,CYC往往提示预后不良,是可靠的死亡预测风险指标 |

## (七)血脂、脂蛋白、载脂蛋白测定

如表3-7所示。

表3-7　血脂、脂蛋白、载脂蛋白测定

| 检验指标 | 患者准备 | 采集要求 | 保存运送 | 临床意义 |
|---|---|---|---|---|
| 总胆固醇(CHOL) | 保持平日生活、饮食习惯。建议空腹采血。避免剧烈运动,保持情绪稳定 | 黄头管,肘静脉采血,样本量3 ml,避免标本溶血。采血前至少静坐5分钟,止血带使用不超过1分钟 | 及时送检,常温下不得放置超过3小时,2~8℃可保存7天。避免使用黄疸样本 | 增高:冠心病、肾病综合征、甲状腺功能减退、糖尿病、胆总管阻塞、黏液性水肿、妊娠等<br>降低:甲状腺功能亢进、营养不良、慢性消耗性疾病、恶性贫血、溶血性贫血、肝功能受损等 |

| 检验指标 | 患者准备 | 采集要求 | 保存运送 | 临床意义 |
|---|---|---|---|---|
| 三酰甘油（TG） | 保持平日生活、饮食习惯。建议空腹采血。避免剧烈运动,保持情绪稳定 | 黄头管,肘静脉采血,样本量 3 ml,避免标本溶血。采血前至少静坐 5 分钟,止血带使用不超过 1 分钟 | 常温送检,2～8℃可保存 7 天,15～25℃可保存 2 天,避免使用黄疸样本 | 增高:<br>(1)高脂饮食、运动不足、肥胖<br>(2)冠心病、冠状动脉粥样硬化、心肌梗死、糖尿病、原发性高脂血症、肥胖症、急性胰腺炎、胆道梗死、极度贫血、甲减等<br>降低:严重营养不良、脂肪消化吸收障碍、甲亢等 |
| 高密度脂蛋白胆固醇（HDL） | | | 常温送检,2～8℃可保存 7 天,15～25℃可保存 2 天 | 增高:长期运动、饮酒<br>降低:肥胖、吸烟、高糖及素食饮食、冠心病、心脑血管疾病、肝炎、肝硬化 |
| 低密度脂蛋白胆固醇（LDL） | | | 常温送检,2～8℃可保存 7 天,15～25℃可保存 1 天 | 增高:高脂蛋白血症、急性心肌梗死、冠心病、肾病综合征、慢性肾衰竭、糖尿病、神经厌食、孕妇<br>降低:营养不良、慢性贫血骨髓瘤、创伤、严重肝病 |
| 小而密低密度脂蛋白胆固醇（sd-LDL） | | | 常温送检,2～8℃可保存 7 天,避免使用溶血脂血标本 | 增高:动脉粥样硬化、冠心病 |
| 载脂蛋白 A1（ApoA1） | | | 常温送检,2～8℃可保存 8 天,15～25℃可保存 1 天 | 增高:长期运动、饮酒<br>降低:冠心病、脑血管疾病、动脉粥样硬化、肝病、糖尿病等 |
| 载脂蛋白 B（ApoB） | | | 常温送检,2～8℃可保存 8 天,15～25℃可保存 1 天。避免使用脂血标本 | 增高:高脂蛋白血症、急性心肌梗死、冠心病、肾病综合征、慢性肾衰竭、糖尿病、神经厌食、孕妇<br>降低:营养不良、慢性贫血骨髓瘤、创伤、严重肝病 |
| 脂蛋白(a)[Lp(a)] | | | 常温送检,2～8℃可保存 7 天,冰冻保存可稳定 3 个月 | 增高:动脉粥样硬化、冠心病、心肌梗死、脑卒中等 |

## (八)酸碱度及血气分析

如表 3-8 所示。

表 3-8　酸碱度及血气分析

| 检验指标 | 患者准备 | 采集要求 | 保存运送 | 临床意义 |
|---|---|---|---|---|
| 酸碱度（pH） | 坐位或卧位动脉血：桡 A、肱 A、股 A 等动脉或动脉化的毛细血管；45℃ 热水敷且轻轻按摩标本采集时应严格隔绝空气在海平面大气压(760 mmHg)患者处于安静状态下。吸氧者若病情许可应停止吸氧 30 分钟后再采血送检，否则应标记给氧浓度与流量 | 专用动脉采血针，采集后充分混匀，避免与空气接触，避免产生气泡 | 血样采集后应立即送检，并于采集 20 分钟内检测完毕，若未能及时测定，则存放于 0～4℃ 环境中，不能超过 2 小时 | 增高：<br>(1)呼吸性碱中毒:肺泡通气过度<br>(2)代谢性碱中毒:使用利尿剂不当、胃肠道消化液丢失(呕吐)、低钾血症等<br>降低：<br>(1)呼吸性酸中毒:肺泡通气不足、代谢率增加<br>(2)代谢性酸中毒:循环功能减弱、肾功能衰竭、糖尿病酸中毒、胃肠道碳酸氢盐丢失(腹泻) |
| 动脉血二氧化碳分压（PaCO₂） | | | | 增高：<br>(1)通气不足(高碳酸血症)，常见原因：肺部疾病、原发或继发于镇静剂或止痛剂的中枢神经系统抑制、呼吸机治疗、允许范围内的高碳酸血症治疗或肺泡通气量过低<br>(2)呼吸性酸中毒或代偿后的代谢性碱中毒<br>降低：<br>(1)肺过度通气(低碳酸血症)，通常原因:过度的呼吸机治疗、精神性的过度通气<br>(2)呼吸性碱中毒或代偿后的代谢性酸中毒 |
| 血浆二氧化碳总量（TCO₂） | | | | 增高：<br>(1)代谢性碱中毒:碱性药物摄入过多、呕吐导致的胃酸大量丢失、低 K⁺ 低 Cl⁻ 性碱中毒等<br>(2)呼吸性酸中毒:慢性肺源性心脏病、慢性阻塞性肺气肿、广泛肺纤维化等<br>降低：<br>(1)代谢性酸中毒:急慢性肾功能不全、糖尿病酮症酸中毒、剧烈腹泻和肠瘘导致丢失大量碱性肠液等<br>(2)呼吸性碱中毒:脑炎、支气管哮喘、癔症等 |
| 实际碳酸氢盐（HCO₃⁻ 或 AB） | | | | 增高:代谢性碱中毒及呼吸性酸中毒<br>降低:代谢性酸中毒及呼吸性碱中毒 |

| 检验指标 | 患者准备 | 采集要求 | 保存运送 | 临床意义 |
|---|---|---|---|---|
| 标准碳酸氢盐（stHCO₃ 或 SB) | 坐位或卧位动脉血:桡 A、肱 A、股 A 等动脉或动脉化的毛细血管；45℃ 热水敷且轻轻按摩标本采集时应严格隔绝空气在海平面大气压（760 mmHg)患者处于安静状态下。吸氧者若病情许可应停止吸氧30分钟后再采血送检,否则应标记给氧浓度与流量 | 专用动脉采血针,采集后充分混匀,避免与空气接触,避免产生气泡 | 血样采集后应产即送检,并于采集 20 分钟内检测完毕,若未能及时测定,则存放在于 0～4℃ 环境中,不能超过 2 小时 | AB 与 SB 两个指标联合分析更有参考价值。两者正常为酸碱平衡正常,两者皆低为代谢性酸中毒失代偿,两者皆高为代谢性碱中毒失代偿。AB>SB 则表明有 $CO_2$ 潴留,见于呼吸性酸中毒及肺代偿后的代谢性碱中毒。AB<SB 则表明 $CO_2$ 排出过多,见于呼吸性碱中毒及肺代偿后的代谢性酸中毒 |
| 碱剩余(BE) | | | | 增高:代谢性碱中毒<br>降低:代谢性酸中毒 |
| 标准碱剩余（Beecf) | | | | Beecf:标准碱剩余表示细胞外液的碱剩余,它是细胞外液碱剩余的一个客观指标<br>增高:代谢性碱中毒<br>降低:代谢性酸中毒 |
| 动脉血氧分压（$PaO_2$） | | | | 增高:氧中毒<br>降低:缺氧。临床上以 $PaO_2<8$ kPa 作为诊断呼吸衰竭的实验室指标。$PaO_2<5.3$ kPa 为重度缺氧,$PaO_2<2.65$ kPa 时,脑细胞不能从血液中摄取氧,有氧代谢停止,生命难以维持。作为缺氧指标,特别是缺氧较轻时,氧分压远较血氧饱和度敏感 |
| 动脉血氧饱和度（$SatO_2$） | | | | 增高:<br>(1)$PaO_2$ 高<br>(2)低温、碱中毒、$PaCO_2$ 下降,可使血红蛋白与氧的亲和力增高,$SatO_2$ 偏高<br>降低:<br>(1)$PaO_2$ 低<br>(2)发热、酸中毒、$PaCO_2$ 增高,可使血红蛋白与氧的亲和力降低,$SatO_2$ 偏低 |
| 动脉血氧含量（$CaO_2$） | | | | 增高:<br>(1)$PaO_2$ 高<br>(2)在 $PO_2$ 正常时,高 $CaO_2$ 是由高的 ctHb 引起,这会造成心脏负荷增加,需要进行血液稀释<br>降低:<br>(1)$PaO_2$ 低<br>(2)在 $PaO_2$ 正常时,低 $CaO_2$ 是由低的 ctHb 引起,或出现无效血红蛋白。极少情况下 OCD 曲线的极度右移也可引起 $CaO_2$ 降低 |

| 检验指标 | 患者准备 | 采集要求 | 保存运送 | 临床意义 |
|---|---|---|---|---|
| 肺泡-动脉血氧分压差 $[P(A-a)O_2]$ | 坐位或卧位动脉血:桡A、肱A、股A等动脉或动脉化的毛细血管:45℃热水敷且轻轻按摩标本采集时应严格隔绝空气在海平面大气压(760mmHg)患者处于安静状态下。吸氧者若病情许可应停止吸氧30分钟后再采血送检,否则应标记给氧浓度与流量 | 专用动脉采血针,采集后充分混匀,避免与空气接触,避免产生气泡 | 血样采集后应立即送检,并于采集20分钟内检测完毕,若未能及时测定,则存放于0~4℃环境中,不能超过2小时 | 增高:<br>(1)受年龄影响,随年龄增大而增高<br>(2)提示肺换气功能障碍,见于:①肺弥散功能受损,如肺水肿、急性呼吸窘迫综合征。②静脉分流入动脉血,如右向左分流的先心病。③$V/Q$ 通气血流比例失调 |
| 阴离子间隙(AG) | | | | 增高:代谢性酸中毒、糖尿病酮症酸中毒、尿毒症等。AG正常可见于高血氯性代谢性酸中毒<br>降低:低蛋白血症等 |

### (九)维生素测定

如表3-9所示。

表3-9　维生素测定

| 检验指标 | 患者准备 | 采集要求 | 保存运送 | 临床意义 |
|---|---|---|---|---|
| 维生素A（VitA） | 建议空腹12小时后,避免剧烈运动,保持情绪稳定 | 黄头管,肘静脉采血,样本量3 ml,避免标本溶血 | 及时送检,血清样品暂时不能检测时,可置于冰箱内冷藏保存,防止变质,自采集后保存期限为72小时,血清样本加到一次性样本处理液后,应立即检测,冷藏保存期限为8小时 | 增高:<br>(1)某些中毒症状如食欲减退、头痛、视力模糊、急躁、落发、皮肤干燥、腹泻、恶心、肝和脾肿大<br>(2)孕妇如摄入过量维生素 A,有可能生育先天畸形的婴儿<br>降低:<br>(1)夜盲症、眼干燥症、视力衰退<br>(2)儿童生长缓慢,骨骼、牙齿发育不正常<br>(3)皮肤干燥、腹泻、肾和膀胱结石加重以及生殖失调等 |
| 维生素$B_1$（Vit$B_1$） | | | | 降低:<br>(1)轻度缺乏导致糖代谢失调,引起厌食、体力下降、疲劳、忧郁、急躁、生长滞缓、脚麻木和心电图反常<br>(2)严重缺乏加重脚气病,产生多发性神经炎(神经性肺炎)、消瘦或浮肿、心脏功能失调<br>(3)在消化内科,维生素 $B_1$ 缺乏常是造成胃肠蠕动缓慢,消化不良的"罪魁祸首" |
| 维生素$B_2$（Vit$B_2$） | | | | 降低:口角炎、舌炎、鼻和脸部的脂溢性皮炎。眼睛角膜发红,充血等 |

| 检验指标 | 患者准备 | 采集要求 | 保存运送 | 临床意义 |
|---|---|---|---|---|
| 维生素 B$_6$（VitB$_6$） | 建议空腹12小时后，避免剧烈运动，保持情绪稳定 | 黄头管，肘静脉采血，样本量3 ml，避免标本溶血 | 及时送检，血清样品暂时不能检测时，可置于冰箱内冷藏保存，防止变质，自采集后保存期限为72小时，血清样本加到一次性样本处理液后，应立即检测，冷藏保存期限为8小时 | 增高：过量可引起嗜睡，长期服用会成癖<br>降低：<br>(1)缺乏时，成人会出现脂溢性皮炎、体重下降、肌肉无力、急躁、精神抑郁<br>(2)婴儿表现为急躁、肌肉抽搐和惊厥 |
| 维生素 B$_9$（VitB$_9$） | | | | 降低：<br>(1)叶酸不足导致皮肤发生色素沉着、巨幼红细胞性贫血、口腔炎及脂溢性皮损等一系列临床表现的营养缺乏病<br>(2)孕妇叶酸缺乏还会导致胎儿的神经管畸形和唇裂等胎儿畸形 |
| 维生素 B$_{12}$（VitB$_{12}$） | | | | 降低：素食主义者、贫血、部分或全部切除胃手术以及寄生虫感染等 |
| 维生素 C（VitC） | | | | 增高：摄入过量会恶心、腹部痉挛、腹泻，导致铁的过量吸收，红细胞破坏，骨骼矿物质代谢增强，妨碍抗凝剂的治疗，血浆胆固醇升高，并可能形成依赖<br>降低：牙龈肿胀出血、牙床溃烂、牙齿松动、骨骼畸形、易骨折、伤口难愈合等。严重缺乏会引起坏血症、贫血 |
| 维生素 D（VitD） | | | | 增高：长期摄入过多的维生素D（5 000 IU），将引起高血钙和高尿钙<br>降低：佝偻病、手足抽搐和软骨病 |
| 维生素 E（VitE） | | | | 增高：摄入过量时会觉得恶心头痛、视力模糊、皮肤皲裂、口角炎、胃肠功能紊乱<br>降低：不育、肌肉萎缩、心肌异常、贫血等 |

## (十)微量元素测定

如表 3-10 所示。

表 3-10　微量元素测定

| 检验指标 | 患者准备 | 采集要求 | 保存运送 | 临床意义 |
|---|---|---|---|---|
| 锌<br>（Zn） | 建议空腹 12 小时后，避免剧烈运动，保持情绪稳定 | 绿头管，肘静脉采血，样本量 3ml，避免标本溶血 | 冷藏可达 7 天。不能冷冻保存 | 降低：<br>(1)内科：慢性腹泻和不易愈合的口腔溃疡及消化道溃疡病，易患感冒，易发生各种感染。贫血、肾脏病、急性心肌梗死、类风湿关节炎、痤疮、动脉硬化、血栓性脉管炎、冠心病、糖尿病等与缺锌有关<br>(2)外科：手术刀口及创伤伤口不易愈合<br>(3)妇产科：孕妇缺锌易发生流产、早产、胎儿畸形。易导致新生儿先天性锌缺乏。乳母缺锌则受哺婴儿生长缓慢。女性青春期可出现原发性闭经、乳房发育缓慢、成人继发性闭经<br>(4)儿科：儿童缺锌会导致味觉功能、消化功能、食欲明显下降，智力下降、嗜睡、发育停滞。吃纸、土、煤等 |
| 铁<br>（Fe） | | | | 降低：<br>(1)内科：缺铁可导致贫血、食欲不振、体重增长减慢。肌肉运动能力、消化、吸收功能下降，易患关节炎、十二指肠炎、黏膜萎缩、舌乳头萎缩。还易患上呼吸道和皮肤黏膜感染，且不易康复<br>(2)妇产科：缺铁者面色苍白、虚弱、疲劳、头痛、呼吸急促<br>(3)儿科：儿童缺铁导致贫血、注意力下降。缺铁还对儿童的消化、循环、肌肉、内分泌、皮肤黏膜、免疫等功能，甚至对精神、智能和体格发育都有着不同程度的影响。缺铁婴儿可出现烦躁不安、对周围环境不感兴趣、反应慢、较笨拙、注意力不集中、理解力、记忆力下降<br>(4)皮肤科：易发牛皮癣，口角炎等 |
| 铜<br>（Cu） | | | | 降低：<br>(1)内科：缺铜会出现大脑组织萎缩、神经元减少、运动失调、小细胞低色素贫血、关节炎、嗜睡等<br>(2)儿科：儿童缺铜出现脸色苍白、长期腹泻、消瘦、发育迟缓、影响智力。婴儿缺铜导致骨、神经组织和肺发育不正常<br>(3)皮肤科：缺铜会出现皮肤和头发变性、脂溢性皮炎白癜风、毛发褪色症、牛皮癣等 |

| 检验指标 | 患者准备 | 采集要求 | 保存运送 | 临床意义 |
|---|---|---|---|---|
| 钙<br>(Ca) | | | | 降低:<br>(1)儿童易患佝偻病(软骨病)<br>(2)孕妇因满足不了胎儿的需要,易造成新生儿钙质不足,母体易患骨质疏松症,甚至牙齿脱落<br>(3)中老年人易患骨质增生、肩周炎、骨质疏松症 |
| 镁<br>(Mg) | | | | 增高:导致低钙血症,神经系统紊乱,甚至发生心脏完全传导阻滞或心搏停止<br>降低:厌食、恶心、呕吐、嗜睡及虚弱是典型的早期症状,继而感觉异常、易怒、注意力下降、抽搐、痉挛、心律不齐。缺镁可导致钙、钾等电解质紊乱 |
| 铅<br>(Pb) | 建议空腹12小时后,避免剧烈运动,保持情绪稳定 | 绿头管,肘静脉采血,样本量3ml,避免标本溶血 | 冷藏可达7天。不能冷冻保存 | 增高:<br>(1)急性铅中毒临床表现为恶心、呕吐、口中金属味、腹绞痛、大便带血、剧烈头痛、极度疲乏<br>(2)亚急性铅中毒临床表现为显著贫血、头昏、气促、乏力、红细胞及血红蛋白明显降低。可导致泌尿系统炎症、血压变化、死亡、孕妇胎儿死亡等<br>(3)慢性铅中毒临床表现以神经系统症状最为突出,神经亢奋至衰弱、多发性神经炎、中毒性脑病,其次是消化系统症状、早衰等 |
| 锰<br>(Mn) | | | | 增高:慢性锰中毒、骨髓瘤等<br>降低:各种贫血、慢性淋巴细胞、白血病、淋巴肉芽肿等 |
| 镉<br>(Cd) | | | | 增高:<br>(1)经呼吸道中毒表现为咽痛、咳嗽、胸闷、气短、头晕、恶心、全身酸痛、无力、发热等症状,严重者可出现中毒性肺水肿或化学性肺炎,有明显的呼吸困难、胸痛、咯大量泡沫血色痰,可因急性呼吸衰竭而死亡<br>(2)经消化道中毒即可发生恶心、呕吐、腹痛、腹泻等症状。严重者伴有眩晕、大汗、虚脱、上肢感觉迟钝,甚至出现抽搐、休克<br>(3)引起肾脏损害,主要表现为尿中含大量低分子量蛋白质,肾小球的滤过功能虽多属正常,但肾小管的回收功能却减退,并且尿镉的排出增加。另外可导致肺气肿、贫血、骨质疏松症及前列腺癌 |

## (十一)风湿全套测定

如表 3-11 所示。

表 3-11　风湿全套测定

| 检验指标 | 患者准备 | 采集要求 | 保存运送 | 临床意义 |
|---|---|---|---|---|
| 免疫球蛋白 A（IgA） | | | 标本采集后应及时进行检测,不能及时检测的可放 2～8℃ 冰箱保存,但时间不超过 3 天 | 增高:<br>(1)多克隆增高常见于肝脏疾病(慢性活动性肝炎、原发性胆汁性肝硬化、隐匿性肝硬化)、结缔组织病、各种慢性感染及某些自身免疫性疾病等<br>(2)单克隆增高见于多发性骨髓瘤、巨球蛋白血症、浆细胞等单克隆 Ig 增殖病 |
| 免疫球蛋白 M（IgM） | | | | 降低:<br>(1)原发性降低见于体液免疫缺陷和联合免疫缺陷病<br>(2)继发性降低见于淋巴系统肿瘤、大量蛋白丢失的疾病(剥脱性皮炎、肾病综合征等)、免疫损伤或免疫抑制治疗患者、AIDS 等 |
| 免疫球蛋白 G（IgG） | 检查前晚上 8 时后避免进食和剧烈运动 | 黄头管,肘静脉采血,样本量 3 ml,避免标本溶血 | | |
| 补体 C3（C3） | | | 标本采集后应及时送检,尽快分离出血清,避免溶血。若不能及时检测,尽快置于 −20℃ 保存,避免反复冻融 | 降低:急性肾小球肾炎和狼疮性肾炎等疾病 |
| 补体 C4（C4） | | | | 增高:风湿热急性期、结节性动脉周围炎、皮肌炎、心肌梗死及各种类型的多关节炎等<br>降低:系统性红斑狼疮、慢性活动性肝炎、多发性硬化性全脑炎、IgA 肾病等 |
| 补体 C1q（C1q） | | | 标本采集后应及时进行检测,不能及时检测的可放 2～8℃ 冰箱保存,但时间不超过 24 小时,在 −20℃ 或以下冷冻保存可稳定 2 周 | 增高:血管炎、骨髓炎、类风湿关节炎、痛风、硬皮病等<br>降低:急性期和活动性免疫复合物性疾病肾小球肾炎、狼疮性肾炎、系统性红斑狼疮、混合型结缔组织病活动期等 |
| 类风湿因子（RF） | | | 标本采集后应及时进行检测,不能及时检测的可放 2～8℃ 冰箱保存,但时间不超过 3 天 | 增高:常见于风湿关节炎,是诊断类风湿关节炎的血清学指标之一 |
| 抗链球菌 O（ASO） | | | | 增高:感染性溶血性链球菌及感染后免疫反应所致的疾病,见于感染性心内膜炎、扁桃体炎、急性肾小球肾炎等 |
| 抗环瓜氨酸肽抗体(CCP) | | | | 增高:风湿性关节炎 |

## (十二)心血管疾病检测

如表 3-12 所示。

表 3-12 心血管疾病检测

| 检验指标 | 患者准备 | 采集要求 | 保存运送 | 临床意义 |
| --- | --- | --- | --- | --- |
| 心肌肌钙蛋白 I(TNI) | 避免剧烈运动,保持情绪稳定 | 紫头管,肘静脉采血,样本量 2 ml,避免标本溶血 | 常温送检,2~8℃可保存 7 天,一20℃可保存 1个月 | 增高:急性心肌梗死(AMI)、不稳定性心绞痛、肺梗死、心力衰竭、其他原因导致的心肌损伤 |
| 血清肌红蛋白(MYO) | | | | 增高:<br>(1)急性心肌损伤的早期诊断指标。当发生急性心肌梗死时,Myo 在发病 2 小时内即可检测到<br>(2)急性冠状动脉综合征、心力衰竭、肝炎肝硬化、慢性支气管炎、肾功能不全、严重休克 |
| 血清D 二聚体(D-D) | | | | 增高:见于继发性纤维蛋白溶解功能亢进。如心肌梗死、脑梗死、肺栓塞、静脉血栓形成、手术、肿瘤、感染、组织坏死、弥散性血管内凝血、肾脏疾病、器官移植排斥反应、溶栓治疗等。阴性结果可排除纤维蛋白溶解亢进 |
| N-端脑利钠肽前体(NT-ProBNP) | | | | 增高:急慢性心力衰竭、冠心病、慢性肾病等 |
| 肌酸激酶同工酶质量(CK-MB) | | | | 增高:急性心肌梗死、骨骼肌损伤、外伤、剧烈锻炼等。CK-MB 在心肌受损 12 小时后达到峰值。CK-MB 也是不稳定性心绞痛的预后判断、溶栓治疗疗效观察,确定心肌再灌注与否的重要指标 |
| 同型半胱氨酸(HCY) | 避免剧烈运动,保持情绪稳定 | 黄头管,肘静脉采血,样本量 3 ml,避免标本溶血 | 及时送检,样本在室温放置 1 小时后,HCY 浓度将升高 10%,5 小时后,HCY 浓度将升高 50% | 增高:动脉粥样硬化、心肌梗死、脑卒中、中枢血管疾病、外周血管疾病、阿尔兹海默病、慢性肾功能不全、高血压 |

## (十三)淋巴细胞亚群测定

如表 3-13 所示。

表 3-13　淋巴细胞亚群测定

| 检验指标 | 患者准备 | 采集要求 | 保存运送 | 临床意义 |
|---|---|---|---|---|
| T 淋巴细胞 CD3 T 抑制细胞 $CD3^+CD8$ T 辅助细胞 $CD3^+CD4$ | 避免剧烈运动,保持情绪稳定 | 紫头管,肘静脉采血,样本量 2 ml,避免标本溶血 | 标本采集后应及时进行检测,不能及时检测的可放 2～8℃(冷藏室)冰箱保存,但时间不超过 3 天 | T 淋巴细胞检测临床意义: Th 辅助 T 淋巴细胞减少:恶性肿瘤、遗传性免疫缺陷病、艾滋病、应用免疫抑制患者 Ts 抑制 T 淋巴细胞增多:自身免疫性疾病,如 SLE、艾滋病初期、慢性活动性肝炎、肿瘤及病毒感染等 $CD4^+/CD8^+>2.5$ 表明细胞免疫功能处于"过度活跃"状态,容易出现自身免疫反应,见于类风湿性关节炎、1 型糖尿病等 $CD4^+/CD8^+<1.4$ 称为免疫抑制状态,常见于①免疫缺陷病,如艾滋病时的比值常显著小于 0.5。②恶性肿瘤。③再生障碍性贫血、白血病。④某些病毒感染 $CD4^-/CD8^+$ 降到 1.0 以下为"倒置",是较为明显的异常,若移植后 $CD4^+/CD8^+$ 较移植前明显增加,则可能发生排斥反应 |
| B 淋巴细胞 CD19 | | | | 原发性 B 细胞缺陷可导致选择性免疫球蛋白缺陷和无丙种球蛋白血症 B 细胞与淋巴瘤:非霍奇金病的淋巴瘤,80% 来源于 B 细胞。因而一旦怀疑为淋巴瘤,首先确定肿瘤细胞的来源:B 细胞性($CD19^+$)或 T 细胞性($CD3^+$)。也有可能某些淋巴病来源于单核细胞($CD11^+$)或裸细胞而表现出非 T 非 B |
| NK 细胞 $CD16^+CD56$ | | | | 自然杀伤细胞(nature killer cell,NK): NK 细胞在体内具有免疫监视功能,对癌的生长及转移具有抑制作用,胃、乳腺、卵巢、肺癌及白血病等患者 NK 细胞功能低下 |

## (十四)其他

如表 3-14 所示。

表 3-14　其他

| 检验指标 | 患者准备 | 采集要求 | 保存运送 | 临床意义 |
|---|---|---|---|---|
| 幽门螺杆菌抗体（HP） | 12 小时禁食，避免剧烈运动，保持情绪稳定 | 黄头管,肘静脉采血,样本量 2 ml,避免标本溶血 | 及时送检,低温保存 | 增高：<br>(1)胃炎、胃溃疡、十二指肠炎等消化性溃疡<br>(2)胃癌和胃黏膜相关性淋巴样组织淋巴瘤 |
| 人类白细胞相关抗原（HLA-B27） | 避免剧烈运动,保持情绪稳定 | 紫头管,肘静脉采血,样本量 2 ml,避免标本溶血 | 标本采集后应及时进行检测,不能及时检测的可放 2～8℃（冷藏室）冰箱保存,但时间不超过 3 天 | 增高：<br>(1)强直性脊柱炎与 HLA-B27 相关性最强,有 90％的患者 HLA-B27 为阳性<br>(2)Reiter 综合征 HLA-B27 的阳性率为 37％～80％<br>(3)反应性关节炎其阳性率为 30％～77％<br>(4)银屑病关节炎和肠原性关节炎在伴有中轴关节受累时,HLA-B27 阳性率可达 30％<br>(5)类风湿性关节 HLA-B27 的阳性率和正常人群相同,为 4％～8％,故在这些疾病的鉴别诊断上有较重要的意义 |
| 唾液酸（SA） | 避免剧烈运动,保持情绪稳定 | 黄头管、绿头管,肘静脉采血,样本量 2 ml,避免标本溶血 | 及时送检,2～25℃可保存 7 天,避免溶血和严重黄疸 | 增高：<br>(1)恶性肿瘤的辅助诊断和疗效监测并评估术后转移率如胃癌、肠癌、肝癌、肺癌<br>(2)白血病辅助检查和预后监测<br>(3)2 型糖尿病患者体内参与胰岛素的受体调节过程,可作为参考指标 |

# 二、尿液标本

## (一)尿液蛋白质测定

如表 3-15 所示。

表 3-15　尿液蛋白质测定

| 检验指标 | 患者准备 | 采集要求 | 保存运送 | 临床意义 |
|---|---|---|---|---|
| 尿总蛋白（UP） | 随机尿或 24 小时尿 | 尿管,6 ml | 及时送检,如尿液浑浊必须经过离心或过滤。2～8℃可保存 2 天或在－20℃保存 2 个月 | 增高：<br>(1)生理性蛋白尿如剧烈运动、发热、寒冷导致的功能性蛋白尿、站立时间过长导致的直立性蛋白尿及摄入性蛋白尿、偶然性蛋白尿、老年性蛋白尿、妊娠性蛋白尿等<br>(2)肾前性蛋白尿如浆细胞病,阵发性睡眠性血红蛋白尿,大面积肌肉损伤,严重的胰腺炎时<br>(3)肾小球性蛋白尿如急慢性肾炎、膜性肾炎、糖尿病肾炎、狼疮性肾炎等<br>(4)肾小管性蛋白尿如肾小管间质性病变、重金属中毒、药物中毒等<br>(5)肾后性蛋白尿如泌尿和生殖系统疾病、结核、肿瘤或泌尿系统邻近器官疾病 |

| 检验指标 | 患者准备 | 采集要求 | 保存运送 | 临床意义 |
|---|---|---|---|---|
| 尿微量白蛋白（MAU） | 随机尿或 24 小时尿 | 尿管,6 ml | 及时送检,如尿液浑浊必须经过离心或过滤。2～8℃可保存 2 天或在－20℃保存 2 个月 | 增高:<br>(1)肾小球早期损伤的敏感指标<br>(2)糖尿病性肾小球病变的客观指标,可用于评估糖尿病患者发生肾并发症的危险度<br>(3)高血压性肾损伤的早期标志如妊娠等原因<br>(4)运动后 MAU 可能会增加,故应在静息状态下留取尿液<br>(5)服用某些肾脏疾病药物也会导致MAU 升高 |
| 尿转铁蛋白（TRF） | 晨尿或随机尿 | 尿管,6 ml | 及时送检,如尿液浑浊必须经过离心或过滤。2～10℃可保存 7 天 | 增高:<br>(1)是肾小球滤过膜电荷屏障受损的指标<br>(2)也可用来诊断糖尿病性肾病但效果不如尿微量白蛋白 |
| 尿免疫球蛋白 IgG（U-IgG） | 晨尿或随机尿 | 尿管,6 ml | 及时送检,如尿液浑浊必须经过离心或过滤。2～10℃可保存 7 天 | 增高:<br>(1)急慢性肾小球肾炎、尿毒症等肾脏疾病<br>(2)高血压<br>(3)肝硬化<br>(4)甲状腺功能亢进<br>(5)泌尿系统结石 |
| 尿 $\beta_2$-微球蛋白（$\beta_2$-MG） | 晨尿或随机尿 | 尿管,6 ml | 及时送检,如尿液浑浊必须经过离心或过滤。2～10℃可保存 7 天 | 增高:<br>(1)肾小管重吸收功能受损,见于先天性近曲小管功能缺陷、Fanconi 综合征、抗生素及重金属中毒、胶原病<br>(2)合成增多常见于恶性肿瘤、自身免疫性疾病等<br>(3)判断肾移植后的排斥反应 |
| 尿视黄醇结合蛋白（RBP） | 晨尿或随机尿 | 尿管,6 ml | 及时送检,如尿液浑浊必须经过离心或过滤。2～10℃可保存 7 天 | 增高:<br>(1)肾小管间质性肾炎<br>(2)肾小管中毒如重金属、肾毒性药物<br>(3)急慢性肾炎、肾功能衰竭等疾病造成的近端肾小管功能受损<br>(4)糖尿病性肾病 |

## (二)尿液无机离子及酶测定

如表 3-16 所示。

表 3-16　尿液无机离子及酶测定

| 检验指标 | 患者准备 | 采集要求 | 保存运送 | 临床意义 |
|---|---|---|---|---|
| 尿钾<br>（U-K） | | | | 增高:皮质功能亢进,使用利尿药后排钾增加,碱中毒使尿钾排出增加<br>减低见于:皮质功能减退,酸中毒是尿钾排出减少 |
| 尿钠<br>（U-NA） | | | | 增高:严重肾盂肾炎、急性肾小管坏死、肾病综合征、肾衰竭、碱中毒,以及摄入咖啡因、利尿剂等<br>降低:进食含钠过少的食物、库欣综合征、原发性醛固酮增多症、慢性肾衰竭晚期、腹泻吸收不良,以及摄入皮质类固醇、肾上腺素等药物 |
| 尿氯<br>（U-CL） | 24 小时尿 | 尿管,6 ml | 采集后 2 小时内送检。若为 24 小时尿液,保存样本的容器应该放置在冰箱中保存或保存过程中持续冰浴 | 增高:严重的肾盂肾炎、急性肾小管坏死、肾病综合征、肾衰竭、碱中毒,以及摄入咖啡因、利尿剂等<br>降低:进食含钠过少的食物、库欣综合征、原发性醛固酮增多症、慢性肾衰竭晚期、腹泻吸收不良,以及摄入皮质类固醇、肾上腺素等药物 |
| 尿钙<br>（U-CA） | | | | 增高:见于甲状旁腺功能亢进、特发性高尿钙症、维生素 $D_3$ 摄入过多、骨质疏松、肾小管损伤等<br>降低:甲状旁腺功能减退、维生素 D 缺乏症、佝偻病、慢性肾衰软骨病、手足搐搦症、低钙膳食、尿毒症 |
| 尿磷<br>（U-P） | | | | 尿磷增加:见于甲状旁腺功能亢进、代谢性酸中毒、痛风、软骨病、肾小管疾病(肾小管酸中毒、Fanconi 综合征)抗维生素 D 佝偻病、甲状腺功能亢进等<br>尿磷减少:见于甲状旁腺功能减退、佝偻病、肾功能不全、维生素 D 缺乏时摄取高钙膳食、妊娠、哺乳期的妇女<br>尿磷减少血磷增加,反映肾小球滤过率降低。<br>尿磷增加血磷减少,反映肾小管功能障碍 |

| 检验指标 | 患者准备 | 采集要求 | 保存运送 | 临床意义 |
|---|---|---|---|---|
| 尿 N-乙酰-β-D-氨基葡萄糖苷酶（NAG） | 晨尿或随机尿 | 尿管,6 ml | 及时送检,如尿液浑浊必须经过离心或过滤。2～10℃可保存7天 | 增高：<br>(1)药物毒性损伤时,如氨基糖苷类抗生素和顺铂等肾毒性药物,NAG 活性迅速增高<br>(2)糖尿病肾损伤,可联合检测 MAU 提高检出率<br>(3)高血压肾病和先兆子痫的早期诊断<br>(4)尿路感染引起的肾小管间质性肾病 TIN 的早期诊断和病情检测<br>(5)检测移植后的排斥反应<br>(6)重金属如 Cd、Hg 的肾毒性监测 |
| 尿淀粉酶（AMS） | 随机尿 | 尿管,3 ml | 及时送检。室温保存 4 天,4℃以下 2 周,-20℃以下可保存数年 | 增高：急性胰腺炎,在发病12～24小时开始上升,持续 5～7 天 |

### (三)尿液非蛋白含氮化合物测定

如表 3-17 所示。

**表 3-17　尿液非蛋白含氮化合物测定**

| 检验指标 | 患者准备 | 采集要求 | 保存运送 | 临床意义 |
|---|---|---|---|---|
| 尿尿素（U-BUN） | 随机尿 | 尿管,6 ml | 采集后 2 小时内送检,24 小时尿液,保存样本的容器应该放置在冰箱中保存或保存过程中持续冰浴 | 增高：肾功能衰竭、肾功能不全、慢性肾盂肾炎、肾肿瘤晚期、各种原因引起的尿量减少和尿路闭塞以及各种原因导致体内蛋白质分解过多<br>降低：蛋白质合成和代谢障碍和肝病等 |
| 尿肌酐（U-CREA） | 随机尿、24 小时尿 | | | 增高：<br>(1)生理性增高：饥饿、发热、进食大量肉类、运动<br>(2)病理性增高：肢端肥大症、巨人症、消耗性疾病、伤寒、破伤风等<br>降低：<br>(1)重度心力衰竭<br>(2)急慢性肾功能衰竭<br>(3)老年人及肌肉萎缩者<br>测定 24 小时尿液中肌酐的浓度。肌酐的排泄在 1 天内有很大变化,故尿肌酐的测定时留取 24 小时标本更为准确。临床意义与随机尿肌酐相似 |

| 检验指标 | 患者准备 | 采集要求 | 保存运送 | 临床意义 |
|---|---|---|---|---|
| 尿钙尿肌酐比（UCA/CR） | 随机尿或24小时尿 | 尿管,6 ml | 采集后2小时内送检,24小时尿液,保存样本的容器应该放置在冰箱中保存或保存过程中持续冰浴 | 增高：<br>(1)各种原因的高钙血症如恶性肿瘤、甲状旁腺功能亢进、维生素D过多、急性肾功衰、肢端肥大症等<br>(2)口服利尿剂<br>(3)长期的制动如石膏固定<br>降低：<br>(1)各种原因的低钙血症如维生素D缺乏、甲状旁腺功能减退、急性胰腺炎、高磷血症、库欣病、肾小管性酸中毒、肾病综合征等<br>(2)服用某些药物如依地酸二钠<br>(3)大量输入枸橼酸钠 |
| 尿总蛋白/尿肌酐（UPCR） | 随机尿或24小时尿 | | | UPCR:在控制外源性饮食和运动因素后,主要取决于肾小球的滤过功能,相较于24小时尿蛋白,能全面反应患者尿蛋白的排泄情况,多项研究已证明,尿UPCR与24小时U-TP有较好的相关性 |
| 尿白蛋白/尿肌酐（UACR） | 24小时尿 | | | UACR:与UPCR的临床意义基本一致。此外,UACR对早期肾病的诊断有一定意义 |
| 尿尿酸（U-UA） | 随机尿、24小时尿 | | | 增高：<br>(1)核蛋白代谢增强如多发性骨髓瘤、白血病患者<br>(2)痛风<br>(3)组织大量破坏,核蛋白分解过度<br>(4)肾小管重吸收障碍如Wilson病、Fanconi综合征<br>降低：<br>(1)高糖、高脂肪饮食<br>(2)肾功能不全,痛风发作前期 |

## 三、脑脊液标本

### (一)脑脊液蛋白质测定

如表3-18所示。

表 3-18　脑脊液蛋白质测定

| 检验指标 | 患者准备 | 采集要求 | 保存运送 | 临床意义 |
|---|---|---|---|---|
| 脑脊液总蛋白（PRO） | 卧位，医生施行腰椎穿刺术采集 | 无菌试管，样本量1～2 ml | 标本采集后应立即送检，常温下 15 分钟送到实验室进行检测，完成检测时间不超过 1 小时 | 增高:颅内感染等各种原因致血脑屏障通透性增加，各种颅内疾病，颅内及全身性出血性疾病，以及脑脊液循环阻塞 |

## (二)脑脊液酶类测定

如表 3-19 所示。

表 3-19　脑脊液酶类测定

| 检验指标 | 患者准备 | 采集要求 | 保存运送 | 临床意义 |
|---|---|---|---|---|
| 腺苷脱氨酶（ADA） | 卧位，医生施行腰椎穿刺术采集 | 无菌试管，样本量1～2 ml | 标本采集后应立即送检，常温下 15 分钟送到实验室进行检测，完成检测时间不超过 1 小时 | 增高:化脓性脑膜炎、脑出血及吉兰-巴雷综合征等。结核性脑膜炎患者脑脊液中 ADA 活性明显高于其他性质的脑膜炎，因此测定脑脊液中 ADA 可用于结核性脑膜炎的诊断 |
| 大门冬氨酸氨基转移酶（AST） | | | | 增高:在某些伴有脑组织坏死及血脑屏障通透性增高的疾病,AST 从脑组织释放到脑脊液中使其活性增高。脑脊液 AST 活性增高可见于脑血管病、脑萎缩、中毒性脑病及急性颅脑损伤等 |
| 肌酸激酶（CK） | | | 标本采集后应立即送检，常温下 15 分钟送到实验室进行检测，完成检测时间不超过 1 小时。不能及时检测的可放 2～8℃冰箱短期保存 | 增高:化脓性脑膜炎、结核性脑膜炎及多发性硬化等 |
| 乳酸脱氢酶（LDH） | | | | 增高:脑组织坏死、出血等 |

## (三)脑脊液糖类测定

如表 3-20 所示。

表 3-20　脑脊液糖类测定

| 检验指标 | 患者准备 | 采集要求 | 保存运送 | 临床意义 |
|---|---|---|---|---|
| 葡萄糖（GLU） | 卧位，医生施行腰椎穿刺术采集 | 无菌试管，样本量1～2 ml | 标本采集后应立即送检，常温下 15 分钟送到实验室进行检测，标本的稳定性取决于脑脊液中细胞等的数量 | 增高:糖尿病及某些脑炎患者脑脊液葡萄糖可见增高<br>降低:<br>(1)化脓性或结核性脑膜炎时，葡萄糖被感染的细菌所分解而浓度降低<br>(2)中枢神经系统真菌感染或脑膜癌时也可出现脑脊液葡萄糖降低 |

## (四)脑脊液氯化物测定

如表 3-21 所示。

表 3-21　脑脊液氯化物测定

| 检验指标 | 患者准备 | 采集要求 | 保存运送 | 临床意义 |
|---|---|---|---|---|
| 氯化物(Cl) | 卧位,医生施行腰椎穿刺术采集 | 无菌试管,样本量 1~2 ml | 标本采集后应立即送检,常温下15 分钟送到实验室进行检测,完成检测时间不超过 1 小时。不能及时检测的可放 2~8℃ 冰箱短期保存 | 增高:<br>(1)尿毒症和慢性肾炎<br>(2)病毒性脑炎、脑脓肿、神经性梅毒时含量可正常或稍高<br>降低:<br>(1)低氯血症,如呕吐、脱水、肺炎链球菌肺炎、细菌性或真菌性脑膜炎<br>(2)脑脊液氯化物测定对化脓性脑膜炎和结核性脑膜炎的鉴别有重要意义,后者低较前者更为显著,且结核性脑膜炎时脑脊液氯化物降低早于糖降低,提示预后不良 |

# 四、胸腹水标本

## (一)胸腹水蛋白质测定

如表 3-22 所示。

表 3-22　胸腹水蛋白质测定

| 检验指标 | 患者准备 | 采集要求 | 保存运送 | 临床意义 |
|---|---|---|---|---|
| 总蛋白(TP) | 坐位(胸水)/侧卧(腹水),医生施行无菌浆膜腔穿刺术采集 | 绿头管,样本量 2 ml | 标本采集后应立即送检,1 小时内测定。不能及时检测的可放 2~8℃ 冰箱保存,但时间不超过 3 天 | 主要用于漏出液和渗出液鉴别。漏出液<25 g/L,渗出液>30 g/L<br>(1)炎症性疾病浆膜腔积液蛋白质含量多>40 g/L。恶性肿瘤为 20~40 g/L。肝静脉血栓形成综合征为 40~60 g/L<br>(2)淤血性心功能不全、肾病综合征蛋白浓度最低,多为 1~10 g/L。肝硬化患者腹腔积液蛋白多为 5~20 g/L |
| 白蛋白(ALB) | | | 标本采集后应立即送检,不能及时检测的可放 2~8℃ 冰箱保存,但时间不超过 3 天 | 主要用于漏出液和渗出液鉴别:<br>(1)积液中白蛋白/血清中白蛋白比值>0.5 为渗出液<br>(2)积液中白蛋白/血清中白蛋白比值<0.5 为漏出液 |

## (二)胸腹水酶类测定

如表 3-23 所示。

表 3-23　胸腹水酶类测定

| 检验指标 | 患者准备 | 采集要求 | 保存运送 | 临床意义 |
|---|---|---|---|---|
| 淀粉酶（AMY） | 坐位（胸水）/侧卧（腹水），医生施行无菌浆膜腔穿刺术采集 | 绿头管，样本量 2 ml | 标本采集后应立即送检，1 小时内测定。不能及时检测的可放 2～8℃ 冰箱短期保存 | 主要用于判断胰源性腹腔积液和食管破裂性胸腔积液：<br>(1)胸腔积液淀粉酶升高＞300 U/L，多见于食管穿孔及胰腺外伤合并胸腔积液<br>(2)原发性或继发性肺腺癌胸腔积液 AMY 显著增高<br>(3)胰腺的各种炎症、肿瘤及损伤时，腹腔积液 AMY 水平可高出血清数倍至几十倍<br>(4)也可见于胃穿孔、十二指肠穿孔、急性肠系膜血栓形成和小肠狭窄等 |
| γ-谷氨酰转移酶（GGT） | | | | 主要用于漏出液和渗出液鉴别，对疗效动态水平的观察有一定帮助。渗出液的 GGT 活性比漏出液高。同时在区别渗出液与监视肿瘤中有不可否认的价值 |
| 腺苷脱氨酶（ADA） | | | | ADA 增高主要用于鉴别结核性和恶性积液。结核性积液 ADA 活性明显增高，常＞40 U/L，甚至超过 100 U/L，抗结核治疗有效时，ADA 活性随之减低 |
| 乳酸脱氢酶（LDH） | | | | 主要用于漏出液和渗出液鉴别诊断：<br>(1)漏出液＜200 U/L，渗出液＞200 U/L<br>(2)积液与血清 LDH 之比＜0.6 时，为漏出液。积液与血清 LDH 之比＞0.6 时，为渗出液<br>(3)渗出液中化脓性感染增高最为显著，均值可达正常血清 30 倍，其次是恶性积液。结核性积液略高于正常血清<br>(4)胸腔积液 LDH 活性与胸膜炎程度成正比，LDH 活性降低提示炎症消退，而活性增高则表明病情恶化而需加强治疗<br>(5)腹腔积液 LDH 与血清 LDH 比值超过 0.6，诊断恶性积液的敏感性为 80% |

## (三)胸腹水葡萄糖测定

如表 3-24 所示。

表 3-24　胸腹水葡萄糖测定

| 检验指标 | 患者准备 | 采集要求 | 保存运送 | 临床意义 |
|---|---|---|---|---|
| 葡萄糖 (GLU) | 坐位(胸水)/侧卧 (腹水),医生施行 无菌浆膜腔穿刺 术采集 | 绿头管,样本 量 2 ml | 标本采集后应立 即送检,标本的稳 定性取决于脑脊 液中细胞等的 数量 | 通常,漏出液葡萄糖为 3.6～5.6 mmol/L 降低: (1)风湿性积液、积脓、结核性积液、恶性 积液或食管破裂等 (2)胸腔积液葡萄糖<3.33 mmol/L,或胸 腔积液与血清葡萄糖比值<0.5,多见于 类风湿性积液、恶性积液、非化脓性感染 性积液和食管破裂性积液等 |

### (四)胸腹水脂类及 C 反应蛋白测定

如表 3-25 所示。

表 3-25　胸腹水脂类及 C 反应蛋白测定

| 检验指标 | 患者准备 | 采集要求 | 保存运送 | 临床意义 |
|---|---|---|---|---|
| 总胆固醇 (CHOL) | 坐位(胸水)/侧卧 (腹水),医生施行 无菌浆膜腔穿刺 术采集 | 肝素抗凝管 (绿色头盖), 2 ml | 标本采集后应立 即送检,1 小时内 测定。不能及时 检测的可放 2～ 8℃冰箱短期保存 | (1)积液中胆固醇对真性乳糜性积液与 假性乳糜性积液的鉴别有重要价值。以 1.6 mmol/L 为判断值,可鉴别漏出液和 渗出液。浓度<1.6 mmol/L 提示为漏 出液,浓度>1.6 mmol/L 提示为渗出液 (2)胆固醇性胸膜炎的胸腔积液主要为胆 固醇结晶,胆固醇含量可高达 26 mmol/L (3)腹腔积液胆固醇水平以 1.2 mmol/L 为界,恶性积液胆固醇>1.2 mmol/L,而 肝硬化腹腔积液胆固醇<1.2 mmol/L, 鉴别的敏感性和特异性平均为 90%左右 |
| 三酰甘油 (TG) | | | | 积液中三酰甘油对真性乳糜性积液与假性 乳糜性积液的鉴别有重要价值。浓度> 1.24 mmol/L 提示乳糜性积液。浓度在 0.68～1.24 mmol/L,需进一步做脂蛋白电 泳,有区带时可证实为乳糜性积液。浓度 <0.56 mmol/L,且乳糜微粒区带不明显或 缺如时,则为非乳糜性积液 |
| C 反应蛋白 (CRP) | | | | 增高:感染性和恶性积液 CRP 含量明显增 高,因 CRP 对诊断感染性、恶性积液及鉴 别诊断渗出液和漏出液有重要价值。CRP <10 mg/L 为漏出液,CRP>10 mg/L 为渗 出液,其灵敏度和特异性均为 80%左右 |

（审稿　王汉敏）

（编写　郑毅　彭丽　李婧　饶珺　李自微　李勍　陈家良　王原野）

# 第四章　微生物学检验

临床微生物学检验标本种类非常多,标本的质量直接影响临床诊断和抗菌药物的使用,因此对标本的采集、转运有特殊的要求,合格的标本是临床微生物学检验和结果解释的基础。

微生物检验标本采集和运送的总原则:

1. 在抗微生物药物治疗之前或者在起始治疗后立即采集标本。

2. 标本采集量要满足培养要求,标本量不足时,会导致假阴性的结果。

3. 须避免皮肤或黏膜定植菌群的污染,按无菌操作技术要求采集标本,使用无菌容器盛放标本。

4. 标本要及时送达实验室,不能超过 2 小时。

5. 标本在转运过程中必需外包装完好,无外泄和破损,并贴有标识,装入密闭的无菌容器。

## 一、血液、骨髓

如表 4-1 所示。

表 4-1　血液、骨髓

| 检验指标 | 患者准备 | 采集要求 | 采样容器/保存运送 | 临床意义 |
|---|---|---|---|---|
| 血液细菌培养 | 1. 去除血培养瓶的塑料瓶帽,75%乙醇或 70%异丙醇消毒血培养瓶塞自然干燥 60 秒<br>2. 穿刺点皮肤消毒:<br>(1)三步法:75%乙醇擦拭,待干 30 秒→1%碘附作用 30 秒或 1%碘附作用 60 秒,从穿刺点向外画圈消毒>3 cm→75%乙醇擦拭脱碘<br>(2)一步法:0.5%葡萄糖酸洗必泰作用 30 秒或 70%异丙醇消毒自然干燥(适用于 2 个月内新生儿) | 成人每次宜采 2 套(每套从不同穿刺点采需氧瓶+厌氧瓶各 1 瓶,每瓶采血量 8~10 ml)<br>儿童通常仅采集需氧瓶,采血量 1~6 ml,不超过患者总血量的 1%<br>穿刺点消毒后不可再碰触,蝶形针采样先注入需氧瓶后厌氧瓶(注射器采样先厌氧瓶后需氧瓶),轻轻颠倒混匀<br>真菌培养可仅采需氧瓶;分枝杆菌培养选用分枝杆菌培养瓶 | 血培养瓶(成人需氧+厌氧双瓶,儿童需氧瓶);室温,2 小时内送检 | 血流感染<br>最佳采血时间为:患者接受抗生素治疗前,寒战时或发热初期 |
| 骨髓细菌培养 | 穿刺部位按外科切口部位准备 | 注射器抽取样本注入需氧血培养瓶,轻轻颠倒混匀 | 需氧血培养瓶;室温,2 小时内送检 | 骨髓炎 |

## 二、呼吸道标本

如表 4-2 所示。

表 4-2　呼吸道标本

| 检验标本 | | 患者准备 | 采集要求 | 采样容器、保存运送 | 临床意义 |
|---|---|---|---|---|---|
| 上呼吸道标本培养 | 口腔 | 患者清水漱口 | 先用一个拭子拭去病损或创面浅表分泌物,再用第二个拭子采集病损部位边缘或底部的标本,避免接触正常组织区域 | 拭子转运室温转运≤2 小时,4℃保存≤24 小时 | 表浅的组织标本对于细菌学评价价值不大 |
| | 鼻咽 | 请患者头部保持不动 | 通过鼻孔轻轻插入小拭子至后鼻咽部;轻轻慢转拭子约 5 秒钟以吸取分泌物 | 拭子转运室温转运≤2 小时;室温保存≤24 小时 | 仅用于诊断上呼吸道感染 |
| | 喉、咽 | 嘱患者张口发"啊"音,以暴露咽喉部,必要时用压舌板 | 取出咽拭子中的无菌长棉签,快速擦拭两侧腭弓和咽、扁桃体的分泌物,扁桃体有脓点时最好挤破脓点并采集脓性物,将棉签插入运送管,盖紧送检 | 拭子转运如未采用运送培养基,应于半小时内送检。即使采用运送培养基,室温保存也不应超过 24 小时 | 仅用于诊断上呼吸道感染,常规仅报告 A 群链球菌 |
| 下呼吸道标本培养 | 咳出痰 | 患者用清水漱口 2～3 次,有义齿者应先取下义齿;再用力咳嗽咳出深部痰液 | 勿留取唾液和鼻腔分泌物采集量>1 ml | 无菌杯(螺口、有盖、密封)室温转运≤2 小时。不能及时送达或待处理标本置于 4℃冰箱保存≤24 小时,但会降低肺炎链球菌和流感嗜血杆菌等苛养菌的检出率 | 诊断下呼吸道感染。分离并鉴定下呼吸道主要致病菌 |
| | 诱导痰 | 嘱患者刷牙然后用清水漱口, | 借助雾化器使患者吸入 3% NaCl 诱导咳出痰液采集量>1 ml | | |
| | 吸出痰 | 当患者有肺炎症状且不能自主咳痰时可采用气管吸痰 | 由医护人员操作经管道吸出的痰 | | |
| 支气管镜-肺泡灌洗液(BAL) | | 患者咽喉局部麻醉 | 导入纤维支气管镜,收集支气管肺泡灌洗液放入无菌管中,旋紧盖子,即刻送达实验采集量 5～10 ml | 无菌杯(螺口、有盖、密封)室温转运≤2 小时,不要冷藏标本 | 诊断下呼吸道感染。分离并鉴定下呼吸道主要致病菌,采集肺泡灌洗液进行检测,可减少口咽部菌群污染,提高检测结果的准确性 |

| 检验指标 | 患者准备 | 采集要求 | 采样容器/保存运送 | 临床意义 |
|---|---|---|---|---|
| 显微镜检查(细菌)(真菌)(抗酸杆菌) | 患者清水漱口 | 可用各种下呼吸道标本采集方法采集痰液,采集量>1 ml | 无菌杯(螺口、有盖、密封)室温转运≤2 小时。不能及时送达或待处理标本应置于 4℃冰箱保存≤24 小时 | 对下呼吸道特殊细菌、真菌、抗酸杆菌感染做初步鉴定 |

### 三、尿液标本

如表 4-3 所示。

表 4-3　尿液标本

| 检验指标 | 患者准备 | 采集要求 | 采集容器/保存运送 | 临床意义 |
|---|---|---|---|---|
| 中段尿培养 | 晨尿:采标本前夜少饮水。用肥皂水和清水清洗外阴(翻开大阴唇和包皮。女性从前到后)非晨尿:采前憋尿 4 小时(重复晨尿操作) | 弃前段尿,不中止排尿,留中段尿 5～10 ml 于无菌螺盖杯最少采集量≥1 ml | 常温 ≤ 0.5 小时送检 4℃≤24 小时保存无菌螺盖杯 | 泌尿感染。建议晨尿采集标本采集应在使用抗生素前或停药一周后下一次抗生素前怀疑结核杆菌感染,按每天一次晨尿,连续 3 天送检,采样勿碰及杯口边缘 |

### 四、胸腹水、关节液及脑脊液标本

如表 4-4 所示。

表 4-4　胸腹水、关节液及脑脊液标本

| 检验指标 | 患者准备 | 采集要求 | 采样容器/保存运送 | 临床意义 |
|---|---|---|---|---|
| 胸腹水 | 由临床医师经皮穿刺或外科方式获得,严格执行无菌操作 | 通过影像学或叩诊定位穿刺部位,消毒穿刺部位皮肤,麻醉穿刺部位,用中空孔针穿刺抽取胸腹水标本注入无菌杯或血培养瓶 | 加盖螺口无菌杯或血培养瓶(标本采集后应立即送检,通常室温 15 分钟内应送至实验室,若不能及时送检,不可冷藏。室温保存不得超过 24 小时) | 诊断胸腹腔感染,包括细菌性胸膜炎、细菌性腹膜炎等疾病 |

续表

| 检验指标 | 患者准备 | 采集要求 | 采样容器/保存运送 | 临床意义 |
|---|---|---|---|---|
| 关节液 | 由有经验的临床医师在严格的无菌操作下进行 | 严格的皮肤消毒,局部麻醉穿刺部位,中空针头穿刺入关节腔,尽可能多地抽取关节液标本。可直接注入无菌杯或血培养瓶送检 | 加盖螺口无菌杯或血培养瓶(标本采集后应立即送检,通常室温 15 分钟内应送至实验室,若不能及时送检,不可冷藏。室温保存不得超过 24 小时。) | 诊断关节腔感染,包括关节滑膜炎等 |
| 脑脊液 | 由临床医师采集,严格执行无菌操作。消毒采集部位皮肤 | 通常在第 3、4 腰椎或第 4、5 腰椎间隙插入带有管芯针的空针,进针至蛛网膜间隙,拔去管芯针,收集脑脊液 6～10 ml,分别置于 3 支无菌试管中,第一管做化学或免疫学检查,第二管做细菌学检查,第三管做细胞学检查。细菌学检查要求适量标本:细菌≥1 ml,真菌≥2 ml,分枝杆菌≥2 ml | 加盖螺口无菌杯(标本采集后应立即送检,不超过 1 小时;脑脊液标本不可冷藏。) | 诊断中枢神经系统感染,包括细菌性脑膜炎,脑炎及脑脓肿等 |

## 五、粪便标本

如表 4-5 所示。

表 4-5　粪便标本

| 检验指标 | 患者准备 | 采集要求 | 采样容器/保存运送 | 临床意义 |
|---|---|---|---|---|
| 粪便 | 自然排便,置于干燥清洁便盆(避免使用坐式或蹲式马桶)自然排便 | 挑取有脓血、黏液部分的粪便 2～3 g(液体粪便则取絮状物 1～3 ml)放入无菌杯内送检。若无黏液、脓血,则在粪便上多点采集送检 | 加盖螺口无菌杯(粪便标本应尽快送检,室温下运送标本时间不超过 2 小时。若不能及时送检,可加入 pH 值 7.0 磷酸盐甘油缓冲保存液或使用 Cary-Blair 运送培养基置于 4℃冰箱保存,保存时间不超过 24 小时) | 诊断胃肠道感染,包括细菌性痢疾、微生物引起的胃肠炎和抗生素相关性腹泻等 |
| 直肠拭子 | 用肥皂水将肛门周围洗净,将沾有无菌生理盐水的棉拭子插入肛门 4～5 cm(儿童为 2～3 cm) | 棉拭子与直肠黏膜表面接触,轻轻旋转拭子,可明显在拭子上见到粪便,本方法仅适用于排便困难的患者或婴幼儿,不推荐使用拭子做常规性病原菌标本 | 无菌棉拭子应于 2 小时内送检或置于运送培养基内送检 | 胃肠道感染,包括细菌性痢疾、微生物引起的胃肠炎和抗生素相关性腹泻等 |

## 六、生殖道标本

如表 4-6 所示。

表 4-6　生殖道标本

| 检验指标 | 患者准备 | 采集要求 | 采样容器/保存运送 | 临床意义 |
|---|---|---|---|---|
| 宫颈分泌物 | 用无润滑剂的扩阴器(可用温盐水湿润)暴露宫颈 | 用拭子搽去宫颈表面的分泌物和黏液,在宫颈管 1～2 cm 处用采样拭子轻压转 2～3 圈采样 | 采样拭子;室温送检≤2 小时 转运拭子室温储存≤24 小时 | 生殖道感染;如考虑厌氧菌感染需与实验室联系采用厌氧运送培养基采样 |
| 阴道分泌物 | 拭除表面分泌物和排出液 | 用拭子采集阴道壁黏膜分泌物 | | |
| 女性尿道 | 排尿 1 小时后;拭除尿道口分泌物 | 经阴道通过耻骨联合按摩尿道,用拭子采集尿道排出物 | | |
| 前列腺 | 用肥皂和水清洁外尿道口 | 通过直肠按摩前列腺;用无菌拭子采集前列腺液体 | | |
| 男性尿道 | 用肥皂和水清洁外尿道口 | 用小的拭子(建议用专用尿道拭子)插入尿道 2～4 cm,旋转拭子 2 秒以上;最好采集 2 个拭子分别用于涂片和培养 | 尿道拭子;室温送检≤2 小时 | 生殖道感染 |

## 七、皮肤、软组织标本

如表 4-7 所示。

表 4-7　皮肤、软组织标本

| 检验指标 | 患者准备 | 采集要求 | 采样容器/保存运送 | 临床意义 |
|---|---|---|---|---|
| 开放性伤口 | 先用无菌盐水或75％乙醇擦去伤口表面渗出物 | 开放性伤口用拭子采集深部伤口或溃疡基底部的分泌物,或剪取深部病损边缘的组织 | 拭子运送 室温转运≤2 小时,4℃保存≤24 小时 | 培养出有临床意义的病原菌,可诊断伤口细菌感染 |
| 封闭的脓肿 | 用 2.5％～3％碘酊和 75％酒精消毒周围皮肤 | 用注射器抽取脓液,放入无菌容器内送检 | 无菌杯(螺口、有盖、密封)留取;室温转运≤2 小时．如考虑厌氧菌感染需与实验室联系采用厌氧运送培养基采样 | 诊断伤口细菌感染 |
| 引流液 | 引流液标本常来源于胸腔、腹腔或胆道手术后的置管引流患者 | 要用新引流出来的液体送无菌培养,同时要送涂片检查,用以进行比较分析 | 无菌杯(螺口、有盖、密封);室温转运≤2 小时 | 诊断细菌感染 |

续表

| 检验指标 | 患者准备 | 采集要求 | 采样容器/保存运送 | 临床意义 |
|---|---|---|---|---|
| 组织 | 用2.5%～3%碘酊和75%酒精消毒周围皮肤 | 来自身体不同部位的组织可以经注射器穿刺或手术活检获得,从中分离的病原菌往往是感染的致病菌 | 按组织大小选择无菌有盖容器,加少量无菌生理盐水保持组织湿润<br>组织标本30分钟内送到实验室,不可冷藏。需进行厌氧培养的组织应置厌氧菌运送培养基内运送 | 诊断细菌感染 |

## 八、眼、耳标本培养

如表4-8所示。

表4-8　眼、耳标本培养

| 检验指标 | 患者准备 | 采集要求 | 采集容器/保存运送 | 临床意义 |
|---|---|---|---|---|
| 外眼脓性分泌物培养 | 皮肤消毒 | 闭合性损伤无菌注射器抽取,开放性损伤或引流采前需清洁粘连皮肤再采集。取活检标本 | 培养基:室温≤2小时<br>拭子转运:室温≤16分钟 | (1)眼睑(眶)蜂窝组织炎;骨膜下、眶内脓肿;鼻窦感染<br>(2)厌氧、真菌培养以相应培养基和转运方式操作 |
| 眼睑缘分泌物培养 | | (1)眼泪拭子送检<br>(2)湿拭子擦拭睑缘及上下睑溃疡部 | 培养基:室温≤2小时<br>拭子转运:室温≤16分钟 | 眼睑炎 |
| 泪小管分泌物培养 | | 挤压泪小管取脓液 | 培养基:室温≤2小时<br>拭子转运:室温≤16分钟 | (1)泪小管炎<br>(2)注意厌氧转运培养、真菌培养基接种 |
| 泪囊分泌物培养 | 无菌棉签轻压脸泪囊区 | 再向泪小点方向推挤,另取拭子擦取泪小点溢出的脓性分泌物 | 培养基:室温≤2小时<br>拭子转运:室温≤16分钟 | 泪囊炎 |
| 眼结膜囊分泌物培养 | 拭除眼表层分泌物后 | 用湿拭子由内眦部从内向外旋转轻拭下方结膜囊和下睑膜表面取样(勿触及睫毛和边缘皮肤) | 培养基:室温≤2小时<br>拭子转运:室温≤16分钟 | (1)结膜炎<br>(2)双侧采集(正常测对照定植菌)<br>(3)涂片;拭子由内向外滚动直径1～1.5 cm的圆形区<br>(4)不建议使用麻醉药 |

续表

| 检验指标 | 患者准备 | 采集要求 | 采集容器/保存运送 | 临床意义 |
|---|---|---|---|---|
| 眼结膜分泌物、刮取物培养 | 湿拭子擦拭下睑和穹隆部结膜 | 翻转眼睑露出睑结膜,并固定。用消毒手术刀(15号)在不同部位垂直轻轻取上皮细胞层 | 培养基:室温≤2小时 拭子转运:室温≤16分钟 | (1)结膜炎 (2)双侧采集正常测对照定植菌 (3)涂片:均匀涂抹在载玻片上 (4)麻醉前采集 |
| 眼角膜刮取物培养 | 表面麻醉,分开眼睑,固定眼球, | 用消毒手术刀片(15号)与角膜呈45°刮取溃疡、创伤边缘或进行缘 | 培养基:室温≤2小时 拭子转运:室温≤16分钟 | (1)角膜炎 (2)怀疑真菌感染刮取溃疡基底部时勿深刮 (3)涂片,均匀涂抹在载玻片上 |
| 眼房水、玻璃体液培养 | 术前麻醉 | 无菌注射器采集术中采集。(前眼房液>0.1 ml,玻璃体液0.2~0.3 ml) | 培养基:室温≤2小时 拭子转运:室温≤16分钟 | (1)眼内炎 (2)涂片,均匀涂抹于载玻片上 (3)厌氧培养(采用厌氧运输培养基) (4)真菌培养 |
| 外耳道分泌物培养 | 湿润拭子清洗外耳道碎屑、硬皮, | 另取拭子用力旋转擦拭外耳道,取样后至无菌拭子转运管 | 培养基:室温≤2小时 拭子转运:室温≤16分钟 | 外耳炎 |
| 内耳分泌物培养 | 清洗耳道 | 鼓膜完整:穿刺用无菌注射器抽取中耳分泌物 鼓膜穿孔:通过耳镜用软杆拭子取样或穿刺抽取分泌物(需氧培养) | 培养基:室温≤2小时 拭子转运:室温≤16分钟 | (1)内耳炎 (2)鼻咽喉标本不能取代中耳标本 (3)复杂、反复、慢性中耳炎宜鼓膜穿刺采集 (4)涂片,均匀涂抹于载玻片上 (5)如考虑厌氧菌感染需与实验室联系采用厌氧运送培养基采样 |

## 九、导管标本

如表4-9所示。

表4-9　导管标本

| 检验指标 | 患者准备 | 采集要求 | 采样容器/保存运送 | 临床意义 |
|---|---|---|---|---|
| 导管 | 用酒精清洁导管插入部位的皮肤 | 无菌操作拔出导管,将顶端5 cm剪下直接置入无菌容器 | 无菌杯:室温,立即送检(≤16分钟),4℃≤2小时 | 导管相关血流感染;应同时送检外周血培养 |

(审稿　周立勤)

(编写　刘　玲　杨　柳　徐海涛　刘　帅)

# 第五章　免疫学检验

随着免疫学研究的不断深入,大量免疫学检测技术,特别是基于抗原抗体反应原理的免疫标记分析技术被引入临床检验工作中,各种自动化免疫分析仪相继投入使用,大大促进了免疫学检验的发展。免疫学检验在临床疾病诊治中发挥日益重要的作用。因此,加强免疫学检验的质量控制具有十分重要的意义,而标本的正确采集是保证检验结果的正确性和可靠性的重要前提之一。本部分主要介绍常用的免疫学检验,包括感染性疾病免疫学检查、肿瘤标志物测定、自身免疫性疾病免疫学检测,以及其他检测等的患者准备、采集要求、保存运送和临床意义。

## (一)感染性疾病免疫学检查

如表 5-1 所示。

表 5-1　感染性疾病免疫学检查

| 检验指标 | 患者准备 | 采集要求 | 保存运送 | 临床意义 |
|---|---|---|---|---|
| 甲型肝炎病毒 IgM 抗体 (Anti-HAV IgM) | 建议空腹 12 小时后,肘静脉坐位采血 | 黄头管或红头管,3 ml,血液污染、脂血或溶血均为不合格标本,需重新采集送检 | 2 小时内送检,2~8℃ 可保存 7 天,−20℃ 可保存 3 个月。标本可冻存 5 次 | HAV-IgM 阳性提示近期感染 HAV,通常在 3~4 个月转阴,结合临床可作为甲型病毒性肝炎诊断标准及急性肝炎的鉴别诊断 |
| 甲型肝炎病毒 IgG 抗体 (Anti-HAV IgG) | 建议空腹 12 小时后,肘静脉坐位采血 | 黄头管或红头管,3 ml,血液污染、脂血或溶血均为不合格标本,需重新采集送检 | 2 小时内送检,2~8℃ 可保存 7 天,−20℃ 可保存 3 个月。标本可冻存 5 次 | HAV-IgG 检测用于诊断 HAV 既往感染,在感染 HAV 的 3~12 周后出现,并持续终生,可以保护机体不再受到 HAV 的感染以及观察接种 HAV 疫苗之后的免疫效果 |
| 乙型肝炎病毒表面抗原 (HBsAg) | 建议空腹 12 小时后,肘静脉坐位采血 | 黄头管或红头管,3 ml,血液污染、脂血或溶血均为不合格标本,需重新采集送检 | 2 小时内送检,2~8℃ 可保存 7 天,−20℃ 可保存 3 个月。标本可冻存 5 次 | 1. HBsAg 可作为乙型肝炎早期诊断指标<br>2. 在 HBV 感染的"窗口期",HBsAg 可阴性<br>3. 与其他标志物联合检测可诊断 HBsAg 携带者、急性乙型肝炎潜伏期、急性和慢性肝炎患者 |
| 乙型肝炎病毒表面抗原 QN (HBsAgQN) | | | | 乙型肝炎病毒表面抗原 QN 检测即 HBsAg 定量检测,主要联合 HBV DNA 用于评估慢性乙肝患者治疗有效的可能性和进展为更严重肝病的风险 |

| 检验指标 | 患者准备 | 采集要求 | 保存运送 | 临床意义 |
|---|---|---|---|---|
| 乙型肝炎病毒表面抗体（Anti-HBs） | 建议空腹12小时后,肘静脉坐位采血 | 黄头管或红头管,3 ml,血液污染、脂血或溶血均为不合格标本,需重新采集送检 | 2 小时内送检,2~8℃可保存7天,－20℃可保存3 个月。标本可冻存5 次 | HBsAb(一般是 IgG)是机体感染或接种乙肝疫苗有效的标志。此外,抗HBs 检测还可用于乙肝感染急性期以后的病程监测 |
| 乙型肝炎病毒e抗原（HBeAg） | 建议空腹12小时后,肘静脉坐位采血 | 黄头管或红头管,3 ml,血液污染、脂血或溶血均为不合格标本,需重新采集送检 | 2 小时内送检,2~8℃可保存7天,－20℃可保存3 个月。标本可冻存5 次 | HBeAg 是病毒活跃复制的标志,一般和 HBcAb 伴随阳性,传染性较强。在抗病毒治疗中,其浓度降低或转阴表明治疗有效 |
| 乙型肝炎病毒e抗体（Anti-HBe） | 建议空腹12小时后,肘静脉坐位采血 | 黄头管或红头管,3 ml,血液污染、脂血或溶血均为不合格标本,需重新采集送检 | 2 小时内送检,2~8℃可保存7天,－20℃可保存3 个月。标本可冻存5 次 | HBeAb 多出现于急性肝炎恢复期,也可出现在慢性乙型肝炎、肝硬化等患者中,并可长期存在 |
| 乙型肝炎病毒核心抗体（An ti-HBc） | 建议空腹12小时后,肘静脉坐位采血 | 黄头管或红头管,3 ml,血液污染、脂血或溶血均为不合格标本,需重新采集送检 | 2 小时内送检,2~8℃可保存7天,－20℃可保存3 个月。标本可冻存5 次 | 1. HBcAb 其检出率比 HBsAg 更敏感,可作为 HBsAg 阴性的 HBV 感染的敏感指标<br>2. Anti-HBc 也可作为乙肝疫苗和血液制品的安全性鉴定和献血员的筛选<br>3. 抗-HBc IgG 对机体无保护作用,其阳性可持续数十年甚至终身携带 |
| 乙型肝炎病毒外膜蛋白前 S1 抗原测定 | 建议空腹12小时后,肘静脉坐位采血 | 黄头管或红头管,3 ml,血液污染、脂血或溶血均为不合格标本,需重新采集送检 | 2 小时内送检,2~8℃可保存7天,－20℃可保存3 个月。标本可冻存5 次 | 前 S1 抗原出现在 HBV 感染早期,与 HBV-DNA 和 HBeAg 几乎同时出现和消失。在发病 1~2 周内(潜伏期)即可检出,恢复期前 S1 转阴,其动态变化有助于判断急性肝炎的愈后 |
| 丙型肝炎病毒抗体（HCV Ab） | 建议空腹12小时后,肘静脉坐位采血 | 黄头管或红头管,3 ml,血液污染、脂血或溶血均为不合格标本,需重新采集送检 | 2 小时内送检,2~8℃可保存7天,－20℃可保存3 个月。标本可冻存5 次 | HCV 是输血后和社会获得性非甲非乙型肝炎最常见的病因,HCV 感染常导致慢性肝炎和肝硬化,并与肝细胞癌有关。抗-HCV 抗体检测主要用于无症状感染的筛查,提示当前或以往感染,HCV 可单独或和其他检测(HCV-RNA、ALT 等)联合使用,检测是否感染 HCV 和识别被 HCV 感染的个体的血液和血制品 |
| 丁型肝炎病毒抗体（Anti-HDV） | 建议空腹12小时后,肘静脉坐位采血 | 黄头管或红头管,3 ml,血液污染、脂血或溶血均为不合格标本,需重新采集送检 | 2 小时内送检,2~8℃可保存7天,－20℃可保存3 个月。标本可冻存5 次 | 抗-HDV IgM 是 HDV 感染中最先检测出的抗体,慢性 HDV 感染抗-HDV IgG 保持高滴度,并可存在数年。HDV 与 HBV 同步感染可引起典型的急性肝炎。在已有 HBV 感染的基础上再感染 HDV 的患者可引起慢乙的急性发作、甚至引起急性重症肝炎,亦可导致肝炎的慢性化 |

续表

| 检验指标 | 患者准备 | 采集要求 | 保存运送 | 临床意义 |
|---|---|---|---|---|
| 戊型肝炎病毒IgM抗体（HEV-IgM）<br><br>戊型肝炎病毒IgG抗体（HEV-IgG） | 建议空腹12小时后,肘静脉坐位采血 | 黄头管或红头管,3 ml,血液污染、脂血或溶血为不合格标本,需重新采集送检 | 2 小时内送检,2～8℃可保存7天、－20℃可保存3个月。标本可冻存5次 | 1. HEV-IgM 与 IgG 均可诊断急性HEV 感染,HEV-IgG 阳性可以作为机体既往感染 HEV 或机体注射戊肝疫苗有效的标志物<br>2. HEV 感染通常不造成肝组织的慢性损害,但病死率是甲型肝炎的10倍,在孕妇中的病死率可达 10％～20％ |
| 艾滋病毒抗原抗体（HIVCOMPT） | 建议空腹12小时后,肘静脉坐位采血 | 黄头管或红头管,3 ml,血液污染、脂血或溶血为不合格标本,需重新采集送检 | 2 小时内送检,2～8℃可保存7天、－20℃可保存3个月。标本可冻存5次 | 此 HIV 筛查检测方法联合检测 HIV-1 p24 抗原和 HIV-1、HIV-2 抗体,可改善灵敏度,缩短诊断窗口期。主要用于:HIV 感染高危人群筛查、母亲感染HIV 的新生儿筛查及抗病毒治疗的疗效监测。抗体筛查为重复阳性反应的样本必须加以证实,确证方法包括 HIV核酸检测或 WB 法等 |
| 梅毒螺旋体总抗体（syphilis） | 建议空腹12小时后,肘静脉坐位采血 | 黄头管或红头管,3 ml,血液污染、脂血或溶血均为不合格标本,需重新采集送检 | 2 小时内送检,2～8℃可保存7天、－20℃可保存3个月。标本可冻存5次 | 梅毒的诊断依赖病史、症状、体征、暗视野显微镜检查和血清学检查。梅毒感染者一般至少会产生两种抗体,一种是非特异性抗体,另一种是梅毒特异性抗体,这种抗体一旦产生,终生是阳性的。这两种抗体的试验结果要结合来看。①梅毒螺旋体血清学试验的敏感性和特异性均较高,一期梅毒的敏感性为70％～100％,二期梅毒达 100％,三期梅毒 95％～98％,特异性 94％～100％。②梅毒螺旋体血清学试验多用作证实试验,特别是隐性梅毒及一些非梅毒螺旋体血清学试验阴性而又怀疑为梅毒的患者。也可适用于人群的筛查、产前检查及健康体验等。但不能用于观察疗效、判断复发及再感染。③梅毒螺旋体血清学试验偶可出现生物学假阳性反应。 |
| 梅毒螺旋体非特异抗体甲苯胺红不加热血清试验 | 建议空腹12小时后,肘静脉坐位采血 | 黄头管或红头管,3 ml,血液污染、脂血或溶血为不合格标本,需重新采集送检 | 2 小时内送检,2～8℃可保存7天、－20℃可保存3个月。标本可冻存5次 | 1. 非梅毒螺旋体血清学试验方法简便、快速,敏感性和特异性较高。对一期梅毒的敏感性为74％～87％,二期梅毒达 100％,三期梅毒 34％～94％,特异性 96％～99％<br>2. 非梅毒螺旋体血清学试验适用于各期梅毒的诊断。早期梅毒经治疗后血清滴度可下降或转阴,故可用于疗效观察、判断、判定复发或再感染。也适用于人群的筛查、产前检查及健康体验<br>3. 非梅毒螺旋体血清学试验可出现"前带现象",应在临床上注意识别<br>4. VDRL 试验适用于神经梅毒的脑脊液检查,特异性高,但敏感性低<br>5. 非梅毒螺旋体血清学试验可在某些传染病及胶原性疾病时出现假阳性反应,因此对阳性反应结果结合临床进行鉴别,或做梅毒螺旋体血清学试验进一步证实 |

| 检验指标 | 患者准备 | 采集要求 | 保存运送 | 临床意义 |
|---|---|---|---|---|
| 肺炎支原体 IgM 抗体（MP-IgM）<br><br>肺炎支原体 IgG 抗体（MP-IgG） | 建议空腹 12 小时后，肘静脉坐位采血 | 黄头管、红头管或绿管、紫管、蓝管，3 ml，血液污染、脂血或溶血均为不合格标本，需重新采集送检 | 2 小时内送检，2~8℃ 可保存 7 天，−20℃ 冷冻保存冻融次数不超过 3 次 | 支原体肺炎是肺炎支原体（MP）引起的急性呼吸道感染伴肺炎，可引起流行，约占各种肺炎的 10%，严重的可导致死亡。MP 抗体分为 IgG 和 IgM 两种，因为 MP 感染的潜伏期为 2~3 周，当患者出现症状就诊时，IgM 已达到相当高的水平，因此，IgM 阳性可作为急性期感染的诊断指标。IgG 较 IgM 出现晚，提示既往感染或近期复发感染，需动态观察。MP-IgM 与 IgG 结合测定，可以用于辅助诊断支原体肺炎等疾病 |
| 肺炎衣原体 IgM 抗体（CP-IgM）<br><br>肺炎衣原体 IgG 抗体（CP-IgG） | 建议空腹 12 小时后，肘静脉坐位采血 | 黄头管、红头管或绿管、紫管、蓝管，3 ml，血液污染、脂血或溶血均为不合格标本，需重新采集送检 | 2 小时内送检，2~8℃ 可保存 7 天，−20℃ 冷冻保存冻融次数不超过 3 次 | 肺炎衣原体（CP）主要引起人的非典型性肺炎，同时还可致支气管炎、咽炎、鼻窦炎、中耳炎、虹膜炎等疾病，也是艾滋病、白血病等继发感染的重要病原菌之一。CP-IgM、IgG 等特异性抗体测定是临床感染较为可靠的指标之一，且特异性强、灵敏度高。CP-IgM 一般在感染后 7~9 天开始升高，3~4 周达到高峰，持续 4~6 个月。CP-IgG 出现较 CP-IgM 稍晚，持续时间更长，特异性更强。IgM 阳性提示感染急性期，是早期诊断的特异性指标。高滴度或相隔大约两周的双份血清样本 IgG 明显升高，可判定处于感染发展期 |
| 巨细胞病毒 IgM 抗体（CMV-IgM）<br><br>巨细胞病毒 IgG 抗体（CMV-IgG）<br><br>巨细胞病毒 IgG 抗体亲和力（CMV-IgG Avidity） | 建议空腹 12 小时后，肘静脉坐位采血 | 黄头管、红头管或绿管、紫管、蓝管，3 ml，血液污染、脂血或溶血均为不合格标本，需重新采集送检 | 2 小时内送检，2~8℃ 可保存 7 天，−20℃ 冷冻保存冻融次数不超过 3 次 | CMV-IgM 抗体阳性有助于急性或活动性 CMV 感染的诊断，以及对移植器官供体和献血员的筛选。脐带血 IgM 抗体阳性说明胎儿宫内感染。IgG 抗体阳性对诊断既往感染和流行病学调查有意义，若间隔 3 周后血清该抗体阳性滴度升高 4 倍以上，则对判断 CMV 近期复发感染有意义<br>在怀孕期间，母亲的 CMV 首发感染对于胎儿的危险性较既往感染的复发感染高，要想排除初次感染，需要结合 IgG 反应性样本的 CMV-IgM 和 CMV 亲和力的检测结果。如果 CMV-IgM 呈阳性以及低亲和力，则说明初次 CMV 感染在 4 个月内发生 |

| 检验指标 | 患者准备 | 采集要求 | 保存运送 | 临床意义 |
|---|---|---|---|---|
| EB病毒衣壳抗原IgM抗体（EBV VCA IgM）<br><br>EB病毒早期抗原IgM抗体（EB EA IgM）<br><br>EB病毒衣壳抗原IgG抗体（EBV VCA IgG）<br><br>EB病毒核心抗原IgG抗体（EB NA IgG） | 建议空腹12小时后,肘静脉坐位采血 | 黄头管、红头管或绿管、紫管、蓝管,3 ml,血液污染、脂血或溶血均为不合格标本,需重新采集送检 | 2小时内送检,2～8℃可保存7天,－20℃冷冻保存冻融次数不超过3次 | EB病毒是传染性单核细胞增多症(IM)的主要致病原,此外,EB病毒与鼻咽癌、伯基特淋巴瘤、免疫低下或缺陷者B淋巴细胞恶性肿瘤、霍奇金病和移植后恶性淋巴瘤均有相关性。抗VCA IgM阳性、抗VCA IgG阴性和抗EB NA IgG阴性常为EB病毒初发感染;抗VCA IgG阳性、抗EB NA IgG阴性提示EB病毒近期感染;抗VCA IgG阳性、抗EB NA IgG阳性多般为EB病毒既往感染 |
| 柯萨奇病毒IgM抗体（CBV-IgM）<br><br>柯萨奇病毒IgG抗体（CBV-IgG） | 建议空腹12小时后,肘静脉坐位采血 | 黄头管或红头管,3 ml,血液污染、脂血或溶血均为不合格标本,需重新采集送检 | 及时送检,2～8℃可保存3天,－20℃可保存3个月。标本冻融不超过3次 | 用于定性检测样本中的柯萨奇B病毒抗体。柯萨奇B病毒除主要引起心肌炎外,还可引起无菌性脑炎、流行性胸痛或肌痛及疲劳综合征。妊娠妇女感染柯萨奇可致多种胎儿畸形。多见于青少年和儿童及婴儿 |
| 呼吸道合胞病毒IgM抗体（RSV-IgM） | 建议空腹12小时后,肘静脉坐位采血 | 黄头管或红头管,3 ml,血液污染、脂血或溶血均为不合格标本,需重新采集送检 | 及时送检,2～8℃可保存3天,－20℃可保存3个月。标本冻融不超过3次 | RSV感染多见于新生儿和6个月以内的婴儿。潜伏期3～7天。婴幼儿症状较重,可有高热、鼻炎、咽炎及喉炎,以后表现为细支气管炎及肺炎。少数病儿可并发中耳炎、胸膜炎及心肌炎等。成人和年长儿童感染后,主要表现为上呼吸道感染 |
| 腺病毒IgM抗体（ADV-IgM） | 建议空腹12小时后,肘静脉坐位采血 | 黄头管或红头管,3 ml,血液污染、脂血或溶血均为不合格标本,需重新采集送检 | 及时送检,2～8℃可保存3天,－20℃可保存3个月。标本冻融不超过3次 | 腺病毒对呼吸道、胃肠道、尿道和膀胱、眼、肝脏等均可感染,人腺病毒约1/3的已知血清型通常与人类疾病相关。人群普遍易感,多见于儿童。约半数患者为隐性感染。潜伏期为4～5天 |

| 检验指标 | 患者准备 | 采集要求 | 保存运送 | 临床意义 |
|---|---|---|---|---|
| 弓形虫 IgM 抗体 （Toxo IgM） | 建议空腹 12 小时后，肘静脉坐位采血 | 黄头管或红头管，3 ml，血液污染、脂血或溶血均为不合格标本，需重新采集送检 | 2 小时内送检，2~8℃可保存 7 天，−20℃可保存 1 个月 | (1)阳性提示弓形虫感染。用于育龄妇女等易感染者的筛查及流行病学调查项目。弓形虫 IgM 抗体阳性提示近期感染。IgG 抗体阳性提示有弓形虫既往感染 |
| 弓形虫 IgG 抗体 （Toxo IgG） | | | | (2)鉴于技术上的原因和生物学上的交叉反应，对阳性结果的意义应结合临床综合判断，不能仅以此结果作为孕妇终止妊娠的依据 |
| 风疹病毒 IgM （RV-IgM） | 建议空腹 12 小时后，肘静脉坐位采血 | 黄头管或红头管，3 ml，血液污染、脂血或溶血均为不合格标本，需重新采集送检 | 2 小时内送检，2~8℃可保存 7 天，−20℃可保存 1 个月 | 风疹病毒（RV）：RV 主要通过呼吸道传播，孕妇感染后能使胎儿致畸，病毒通过胎盘感染胎儿形成先天性感染，称为先天性风疹综合征（CRS），主要是先天性白内障、先天性心脏病和神经性耳聋，20 周后感染者几乎无影响。风疹感染发生在孕期越早，胎儿的致畸也越严重 |
| 风疹病毒 IgG （RV-IgG） | | | | |
| 单纯疱疹病毒 1-IgG 抗体 （HSV1-IgG） | 建议空腹 12 小时后，肘静脉坐位采血 | 黄头管或红头管，3 ml，血液污染、脂血或溶血均为不合格标本，需重新采集送检 | 2 小时内送检，2~8℃可保存 7 天，−20℃可保存 1 个月 | 单纯疱疹病毒（1、2 型）HSV 通常潜伏在神经节。妊娠时母体的生理变化使 HSV 活化，孕早期感染能破坏胚芽面导致流产，孕中晚期虽少发畸胎，但可引起胎儿和新生儿发病 |
| 单纯疱疹病毒 2-IgG 抗体 （HSV2-IgG） | | | | |
| 血吸虫虫卵抗体检测 | 建议空腹 12 小时后，肘静脉坐位采血 | 黄头管或红头管，3 ml，血液污染、脂血或溶血均为不合格标本，需重新采集送检 | 及时送检，2~8℃保存 2~3 天，长时间保存应冻存；对于陈旧类血清（如冻干血清），需经 5 000 r/min，5 分钟离心后取清亮部分使用 | 定性检测人血清中的血吸虫虫卵抗体，主要用于日本血吸虫感染的临床辅助诊断 |
| 幽门螺杆菌 （HP） 抗体分型 | 检查前晚上 8 时后避免进食和剧烈运动，保持充足睡眠，静坐 15 分钟后，肘静脉坐位采血，单项测定 2~3 ml | 黄帽管或红帽管脂血或溶血为不合格标本，需重新采集送检 | 室温 2 小时内送达检验科，4℃冰箱稳定一周，−20℃可长时间保存 | Ⅰ型 Hp 由于产生细胞毒素，因此有较强的毒性，与胃十二指肠溃疡、MALT 淋巴瘤及胃癌的发生密切相关；Ⅱ型 Hp 菌株由于不能产生细胞毒素毒力低，感染后一般只引起慢性浅表性胃炎 |

| 检验指标 | 患者准备 | 采集要求 | 保存运送 | 临床意义 |
|---|---|---|---|---|
| 总 IgE | 检查前晚上 8 时后避免进食和剧烈运动，保持充足睡眠，静坐 15 分钟后，肘静脉采血 2～3 ml，对新生儿 IgE 检测，可用脐血标本 | 黄帽管或红帽管血液污染、脂血或溶血标本均影响实验结果，为不合格标本，实验室拒收 | 室温(18～25℃)2 小时内送达检验科，血清样本在 2～8℃ 稳定 12 小时，－20℃ 保存 30 天，避免反复冻融 | 总 IgE 升高常见于：I 型超敏反应性疾病(如过敏性哮喘、过敏性肠炎、花粉症、变应性皮炎和荨麻疹等)，也见于寄生虫感染、IgE 型骨髓瘤、高 IgE 血症、SLE 和胶原病等非超敏反应性疾病。总 IgE 减低见于 AIDS、原发性无丙球蛋白血症及免疫抑制剂治疗等。血清总 IgE 检测作为一种初筛试验，在鉴别超敏与非超敏反应性疾病有一定的参考价值。另外，部分过敏性疾病患者 总 IgE 可正常甚至偏低，因此总 IgE 升高不一定是过敏患者，过敏患者总 IgE 不一定升高 |
| 降钙素原（PCT） | 检查前晚上 8 时后避免进食和剧烈运动，保持充足睡眠。肘静脉坐位采血 | 黄头管或红头管，3 ml | 室温 18～25℃ 2 小时内送达检验科，若当日不能检测，应将血清于 2～8℃ 冰箱保存(不超过 1 周)，－20℃ 可保存 1 个月 | PCT 在健康人血中仅含有少量。PCT 水平升高见于：细菌性脓毒血症，尤其是重症脓毒血症和感染性休克。PCT 可作为脓毒血症患者的预后指标。它也是急性重症胰腺炎及其主要并发症的可靠指标。对于社区获得性呼吸道感染和空调诱导性肺炎患者，PCT 可作为抗生素选择以及疗效判断的指标 |
| 白介素-6（IL-6） | 检查前晚上 8 时后避免进食和剧烈运动，保持充足睡眠。肘静脉坐位采血 | 黄头管或红头管，3 ml | 室温 18～25℃ 2 小时内送达检验科，若当日不能检测，应将血清于 2～8℃ 冰箱保存(不超过 1 周)，－20℃ 可保存 1 个月 | IL-6 与 PCT 联合检测，有助于临床对于细菌感染性疾病的诊断、治疗及对于预后的预测。IL-6 在发生内外伤、外科手术、应激反应、感染、脑死亡、肿瘤产生及其他情况的急性炎症反应过程中会快速生成。IL-6 浓度能够预示手术患者是否会有手术并发症的产生。连续检测重症监护(ICU)患者血清或血浆中 IL-6 的水平能有效地评估系统性炎症反应综合征(SIRS)的严重程度，脓毒血症以及脓毒血症性休克的预后情况。还能作为脓毒血症的早期警告指标。IL-6 还在慢性炎症反应(如类风湿关节炎)中扮演着重要角色 |

| 检验指标 | 患者准备 | 采集要求 | 保存运送 | 临床意义 |
|---|---|---|---|---|
| 结核蛋白芯片 | 检查前晚上8时后避免进食和剧烈运动,保持充足睡眠。肘静脉坐位采血 | 黄头管或红头管,3 ml | 室温18～25℃2小时内送达检验科,若当日不能检测,应将血清于2～8℃冰箱保存(不超过1周),−20℃可保存1个月 | 结核蛋白芯片系统检测血清中结核菌蛋白16 kDa和38 kDa及阿拉伯甘露糖三种抗体。结核蛋白芯片是诊断结核病的较有效方法,具有特异性好,快速方便等优点,尤其对肺结核快速辅助诊断起积极作用,但在结核性胸膜炎、脑膜炎和骨结核中阳性率偏低,感性稍差。LAM是构成分枝杆菌细胞壁的重要组成成分特异性比较强,具有较强的免疫原性,LAM在其他分枝杆菌的表面含量很低,不能刺激机体产生高水平的抗体量,所以抗LAM的敏感性也较高。38kD这种抗原是其他分枝杆菌所不具有的,人感染结核杆菌后会产生针对38kD蛋白质的特异抗体。16kD在人接种了卡介苗后也会产生相应的抗体 |

## (二)肿瘤标志物测定

如表5-2所示。

表5-2　肿瘤标志物测定

| 检验指标 | 患者准备 | 采集要求 | 保存运送 | 临床意义 |
|---|---|---|---|---|
| 甲胎蛋白(AFP) | 建议空腹12小时后,肘静脉坐位采血 | 黄头管或红头管,3 ml,血液污染、脂血或溶血均为不合格标本,需重新采集送检。进行放、化疗者,应在申请单上注明 | 2小时内送检,2～8℃可保存7天,−20℃可保存3个月。标本可冻存5次 | (1)原发性肝癌的辅助诊断:AFP血清含量>400 ng/ml,诊断原发性肝癌阳性率达60%～80%,血清AFP连续随访检测可用于HCC诊断与肝癌治疗效果观察及预后评估 (2)病毒性肝炎、肝硬化、肝良性病变或其他疾病如胃癌直肠癌等,AFP有不同程度的升高,一般<400 μg/L (3)血清AFP结合β-HCG还可用于生殖细胞瘤的鉴别诊断 (4)孕妇血清AFP异常升高,可提示胎儿有神经管缺损畸形、脊柱裂、无脑畸形、食管闭锁或多胎妊娠的可能性 |

| 检验指标 | 患者准备 | 采集要求 | 保存运送 | 临床意义 |
|---|---|---|---|---|
| 癌胚抗原（CEA） | 建议空腹12小时后,肘静脉坐位采血 | 黄头管或红头管,3 ml,血液污染、脂血或溶血均为不合格标本,需重新采集送检。进行放、化疗者,应在申请单上注明 | 2小时内送检,2～8℃可保存7天,－20℃可保存3个月。标本可冻存5次 | 1. 血清CEA升高主要见于:70％～90％结肠癌、其他恶性肿瘤阳性率顺序为胃癌、胰腺癌、小肠癌、肺癌、肝癌、乳腺癌、泌尿系癌等<br>2. 血清CEA检测主要用于指导肿瘤治疗及随访。对肿瘤术后复发敏感性可达80％以上。CEA正常不排除恶性肿瘤存在的可能<br>3. 良性肿瘤、炎症和退行性疾病(例如肠道憩室炎、直肠息肉、结肠炎、肝硬化、肝炎和肺部疾病)CEA也有不同程度的升高,但通常不超过10 ng/ml<br>4. 吸烟会使CEA升高 |
| 糖类抗原199（CA-199） | 建议空腹12小时后,肘静脉坐位采血 | 黄头管或红头管,3 ml,血液污染、脂血或溶血均为不合格标本,需重新采集送检。进行放、化疗者,应在申请单上注明 | 2小时内送检,2～8℃可保存7天,－20℃可保存3个月。标本可冻存5次 | 1.CA-199是一种胃肠道肿瘤相关抗原,在胰腺癌和胆管癌中阳性率最高,帮助鉴别诊断胰腺癌以及监测胰腺癌患者(敏感性达到70％～87％)。肿瘤的大小和CA-199的检测值之间没有相互关系,不能作为胰腺癌的早期检查指标。诊断胆管癌CA-199的敏感性为50％～75％<br>2.CA-199＞1 000 U/ml,几乎都存在肿瘤的外周转移<br>3. 对于胃癌建议同时检测CA-724和CEA。对于结肠癌建议只检测CEA。极少数CEA阴性的病例检测CA-199才有价值<br>4. 由于黏液素经肝脏分泌,轻微的胆汁淤积都能导致血清CA-199水平的明显升高。胃肠道和肝脏的良性病变或炎症也会导致CA-199水平的升高,比如囊性纤维化 |
| 糖类抗原125（CA-125） | 建议空腹12小时后,肘静脉坐位采血 | 黄头管或红头管,3 ml,血液污染、脂血或溶血均为不合格标本,需重新采集送检。进行放、化疗者,应在申请单上注明 | 2小时内送检,2～8℃可保存7天,－20℃可保存3个月。标本可冻存5次 | 1. 正常卵巢(成人及胎儿)的上皮细胞不表达。CA-125存在成人的卵巢、输卵管、子宫内膜和子宫颈的上皮细胞中,是诊断卵巢癌并检测其复发最敏感的指标。CA-125的高水平与高分期肿瘤有关。此外,子宫内膜、乳腺、胃肠道和其他恶性疾病CA-125也会重度升高<br>2. 某些良性妇科疾病会引起CA-125检测结果升高,如卵巢囊肿、卵巢化生、子宫内膜异位、子宫肌瘤和子宫颈炎。怀孕初期和一些良性疾病(如急、慢性胰腺炎、良性胃肠道疾病、肾功能衰竭、自身免疫疾病等)CA-125会轻度升高。良性肝脏疾病(如肝硬化、肝炎)CA-125会中度升高。各类疾病引起的腹水CA-125都会急剧升高 |

| 检验指标 | 患者准备 | 采集要求 | 保存运送 | 临床意义 |
|---|---|---|---|---|
| 糖类抗原 153（CA-153） | 建议空腹 12 小时后,肘静脉坐位采血 | 黄头管或红头管,3 ml 血液污染、脂血或溶血均为不合格标本,需重新采集送检。进行放、化疗者,应在申请单上注明 | 2 小时内送检,2～8℃ 可保存 7 天,－20℃ 可保存 3 个月。标本可冻存 5 次 | 主要作为对乳癌的辅助诊断指标,对疗效观察、预后判断、复发和转移的诊断也均有价值。其他恶性肿瘤如胰腺癌、肺癌、卵巢癌等,也有不同程度的阳性率 |
| 人附睾蛋白 4（HE-4） | 建议空腹 12 小时后,肘静脉坐位采血 | 黄头管或红头管,3 ml 血液污染、脂血或溶血均为不合格标本,需重新采集送检。进行放、化疗者,应在申请单上注明 | 2 小时内送检,2～8℃ 可保存 7 天,－20℃ 可保存 3 个月。标本可冻存 5 次 | 主要用于辅助卵巢癌的早期诊断、鉴别诊断、治疗监测和预后评估,联合 CA-125、HE-4 在 95% 特异性上具有最高 76.4% 的灵敏度。另外,在子宫内膜癌早期,HE-4 要比 CA-125 更敏感,联合检测,可帮助确定绝经期前和绝经期后妇女的盆腔肿瘤是良性或是恶性。CA-125 和 HE-4 双重标记物联合是比其中任何一种单用更为精确的辅助诊断和癌性疾病预测因素 |
| 糖类抗原 724（CA-724） | 建议空腹 12 小时后,肘静脉坐位采血 | 黄头管或红头管,3 ml 血液污染、脂血或溶血均为不合格标本,需重新采集送检。进行放、化疗者,应在申请单上注明 | 2 小时内送检,2～8℃ 可保存 7 天,－20℃ 可保存 3 个月。标本可冻存 5 次 | 1. CA-724 对胃癌具有较高敏感性和特异性,对胃癌诊断灵敏度为 40%～46%。对良性胃肠疾病诊断特异性＞95%。其升高的程度与胃癌的疾病分期有关。外科手术后,CA-724 水平可迅速下降至正常值。如果肿瘤组织被完全切除,CA-724 可持续维持在正常水平。在 70% 的复发病例中,CA-724 浓度升高先于临床诊断<br>2. CA-724 对黏液样卵巢癌的诊断灵敏度高于 CA125。两者结合起来可使初诊的诊断灵敏度可提高到 73%;动态监测的诊断灵敏度可提高到 67%<br>3. 结直肠癌完全切除后 CA-724 可显著下降,长期随访 CA-724 持续升高提示有残余的肿瘤存在,与 CEA 联合检测能使术后肿瘤复发的诊断敏感度从 78% 提高到 87%<br>4. CA-724 对良性疾病的诊断特异性较高。一些良性疾病如胰腺炎、肝硬化、肺病、风湿病、妇科病、卵巢良性疾病、卵巢囊肿、乳腺病和胃肠道良性功能紊乱等也发现有 CA-724 的升高。另外,有经验显示中成药如冬虫夏草、茯苓、豆角等可能会导致结果假性升高,建议停用一周后再检查 |

| 检验指标 | 患者准备 | 采集要求 | 保存运送 | 临床意义 |
|---|---|---|---|---|
| 糖类抗原242（CA-242） | 建议空腹12小时后,肘静脉坐位采血 | 黄头管或红头管,3 ml 血液污染、脂血或溶血均为不合格标本,需重新采集送检。进行放、化疗者,应在申请单上注明 | 2小时内送检,2～8℃可保存7天,－20℃可保存3个月。标本可冻存5次 | 1.CA-242对胰腺和结直肠癌具有很高的特异性和灵敏度,在正常人和良性肿瘤患者中很低 2.对胰腺癌的诊断CA-242优于CA-199,敏感性可达66%～100%,对大肠癌的敏感性也达60%～72%。与CEA、CA-199联合应用可以提高胰腺癌、结、直肠癌诊断的敏感性。CA-242是肺癌、胃癌等恶性肿瘤的辅助诊断标志物。CA-242可用于正常人群的肿瘤早期筛查 |
| 鳞状上皮细胞癌抗原（SCC） | 建议空腹12小时后,肘静脉坐位采血 | 黄头管或红头管,3 ml 血液污染、脂血或溶血均为不合格标本,需重新采集送检。进行放、化疗者,应在申请单上注明 | 2小时内送检,2～8℃可保存7天,－20℃可保存3个月。标本可冻存5次 | 1. 血清SCC水平升高,约83%见于:宫颈鳞癌,血清水平与肿瘤分期、大小、治疗后残余、复发或进展、生存率相关 2. 辅助诊断肺鳞癌,其水平与肿瘤的进展程度相关,与CYFRA211,NSE和CEA联合检测可提高肺癌患者诊断的敏感性 3. 辅助诊断食管鳞癌,不能单独作为早期诊断指标,与CYFRA-211联合检测可提高诊断的敏感性 4. 其他鳞癌如头颈癌、外阴癌、膀胱癌、肛管癌和皮肤癌等,SCC也有一定的疗效和病程监测价值 5. 良性疾病如表皮过度角化的皮肤疾病、子宫内膜异位、肺炎、肾衰竭、结核、肝炎和肝硬化等SCC水平也会有不同程度升高 6. 样本、一次性用具或仪器污染可导致SCC检测值的假性升高 |
| S100蛋白 | 建议空腹12小时后,肘静脉坐位采血 | 黄头管或红头管,3 ml 血液污染、脂血或溶血均为不合格标本,需重新采集送检。进行放、化疗者,应在申请单上注明 | 2小时内送检,2～8℃可保存7天,－20℃可保存3个月。标本可冻存5次 | S100可用于帮助管理恶性黑色素瘤患者与帮助管理潜在脑损害后的患者。对于恶性黑色素瘤患者,S100血清水平升高表示疾病进展。连续测量可用于监测治疗效果 |
| 铁蛋白（FERR） | 建议空腹12小时后,肘静脉坐位采血 | 黄头管或红头管,3 ml 血液污染、脂血或溶血均为不合格标本,需重新采集送检。进行放、化疗者,应在申请单上注明 | 2小时内送检,2～8℃可保存7天,－20℃可保存3个月。标本可冻存5次 | 铁蛋白水平降低伴随有低血色素性贫血,说明存在铁缺乏症。当铁蛋白水平升高,而且可以排除分布障碍的可能性时,说明体内铁负荷过高。铁蛋白升高还见于下列肿瘤:急性白血病、霍奇金病和肺癌、结肠癌、肝癌和前列腺癌。已证实铁蛋白测定在肝转移确认中具有价值。研究显示,76%的肝转移患者中铁蛋白值在400 $\mu$g/L(ng/ml)以上 |

| 检验指标 | 患者准备 | 采集要求 | 保存运送 | 临床意义 |
|---|---|---|---|---|
| 人绒毛膜促性腺激素（HCG） | 建议空腹12小时后,肘静脉坐位采血 | 黄头管或红头管,3 ml血液污染、脂血或溶血均为不合格标本,需重新采集送检。进行放、化疗者,应在申请单上注明 | 2小时内送检,2～8℃可保存7天,－20℃可保存3个月。标本可冻存5次 | 1. 血清 HCG 是诊断早期妊娠的常用指标,也用于异常妊娠性疾病的早期发现和鉴别诊断。血清 HCG 升高常见于育龄妇女。双胎妊娠时,血清 HCG 比单胎增加1倍以上,血清 HCG 异常升高也可见于绒毛膜癌或葡萄胎;宫外孕时,血清 HCG 则低于同期正常妊娠值。<br>2. 若早孕妇女血清 HCG 明显偏低或连续监测呈下降趋势,则预示先兆流产。实施人工流产手术后,若血清 HCG 值仍明显高于正常或呈上升趋势,则提示手术不彻底,HCG 升高还可见于生殖细胞、卵巢、膀胱、胰腺、胃、肺和肝脏肿瘤的患者 |
| 胃泌素释放肽前体（ProGRP） | 建议空腹12小时后,肘静脉坐位采血 | 黄头管或红头管,3 ml血液污染、脂血或溶血均为不合格标本,需重新采集送检。进行放、化疗者,应在申请单上注明 | 2小时内送检,2～8℃可保存7天,－20℃可保存3个月。标本可冻存5次 | 1. 小细胞肺癌（SCLC）的诊断和鉴别诊断:ProGRP 一直报告为 SCLC 的一种特异性生物标记物,少部分的非小细胞肺癌(NSCLC)患者 ProGRP 也出现了水平异常。与 NSE 和 CYFRA21-1 联合检测,有助于对肺部肿块进行小细胞癌和非小细胞癌的分类诊断,其是对于那些不能获得病理检查结果的患者。动态检测分析疗效监测、复发转移判断和预后评价<br>2. 肺癌患者 ProGRP＞120 pg/ml(不伴有肾衰竭)表示罹患 SCLC 的可能性很高,应进一步检查肿瘤组织是否含有小细胞成分或存在神经内分泌分化<br>3. 神经内分泌源性肿瘤如类癌、具有神经内分泌特征的肺未分化大细胞癌、甲状腺髓样癌,以及具有神经内分泌特征的亚群雄激素非依赖性前列腺癌等,也会出现 ProGRP 水平的增高 |
| 人表皮生长因子受体2蛋白胞外区(HER-2ECD) | 建议空腹12小时后,肘静脉坐位采血 | 黄头管或红头管,3 ml血液污染、脂血或溶血均为不合格标本,需重新采集送检。进行放、化疗者,应在申请单上注明 | 2小时内送检,2～8℃可保存7天,－20℃可保存3个月。标本可冻存5次 | HER-2 ECD 检测已成为乳腺癌临床评估的常规项目,是对适宜患者采取 HER-2 基因靶向药物治疗的先决条件,也是判断预后和制定有效治疗方案(包括激素治疗和化疗）的重要参考指标。血清 HER-2ECD 浓度正常不能排除乳腺癌,浓度升高可能也会在一些非恶性疾病或其他类型的上皮起源肿瘤如肺癌、肝癌、胰腺癌、结肠癌、胃癌、卵巢癌、子宫颈癌和膀胱癌中出现,另外,解释怀孕期间的 HER-2 ECD 浓度时需要谨慎 |

| 检验指标 | 患者准备 | 采集要求 | 保存运送 | 临床意义 |
|---|---|---|---|---|
| 细胞角蛋19片段（CYFRA-211） | 建议空腹12小时后,肘静脉坐位采血 | 黄头管或红头管,3 ml 血液污染、脂血或溶血均为不合格标本,需重新采集送检。进行放、化疗者,应在申请单上注明 | 2小时内送检,2~8℃可保存7天,－20℃可保存3个月。标本可冻存5次 | 1.CYFRA-211 主要用于监测非小细胞性肺癌（NSCLC）与横纹肌浸润性膀胱癌的病程。较好的特异性可鉴别诊断肺部良性疾病（如肺炎、结节病、结核病、慢性支气管炎、支气管哮喘、肺气肿）CYFRA-211 水平在个别良性肝脏疾病和肾衰竭轻微上升（小于10 ng/ml）。其与性别、年龄或吸烟习惯无相关性,不受妊娠影响<br>2.肺癌的临床诊断主要根据临床症状、影像学或内镜检查和外科手术。肺部不能明确诊断的病灶,如果伴有 CYFRA-211 检测结果的增高（>30 ng/ml）,预示患原发性支气管肺癌的可能性相当高。血清 CYFRA-211 高水平的提示肿瘤晚期和预后较差,正常或轻微上升,不能排除肿瘤存在的可能。患者治疗中,血清 CYFRA-211 水平快速下降到正常范围内提示治疗有效,持续性保持、轻微改变或缓慢下降提示肿瘤可能切除不完全。在疾病进展过程中 CYFRA-211 水平的升高往往早于临床症状及影像学检查 |
| 神经元特异烯醇化酶（NSE） | 建议空腹12小时后,肘静脉坐位采血 | 黄头管或红头管,3 ml。标本溶血或离心不充分 NSE 结果也会偏高。长期饮酒者、长期接触萘、肾透析患者结果增高。脂血或黄疸血清对 NSE 无干扰 | 采样后1小时内分离血清样本(不可使用血浆),5~25℃可稳定保存6小时,2~8℃可保存24小时,需要保存的血清样本应先在－70℃冰箱速冻后转入－20℃冰箱保存,不恰当的冷冻过程可能导致结果偏高 | 1.小细胞肺癌（SCLC）:NSE 被认为是监测 SCLC 的首选标志物,60%~81% SCLC 病例 NSE 浓度升高。NSE 可用于评估患者的预后情况和疗效监测:诊断灵敏度93%,阳性预测值92%<br>2.神经母细胞瘤:62%患者 NSE 浓度高于30 ng/ml。升高值的中位数与疾病进展有关。异常 NSE 值大小或频率与疾病严重程度有明显的相关性<br>3.Apudoma 神经内分泌肿瘤:34%患者血清 NSE 浓度升高>12.5 ng/ml<br>4.精原细胞瘤:临床上68%~73%患者有明显的 NSE 浓度增加。与临床疾病过程具有实际的相关性<br>5.其他肿瘤:22%非肺部恶性疾病患者 NSE 浓度高于25 ng/ml。脑部肿瘤如神经胶质瘤、脑脊膜瘤、纤维神经瘤和神经瘤仅偶尔有血清 NSE 值升高<br>6.14%的器官局限性和46%的转移性肾癌患者 NSE 浓度升高,与肿瘤分期有关,可作为一个独立的预后因子<br>7.良性疾病:良性肺部和脑部疾病患者的血清 NSE 浓度升高>12 ng/ml |

续表

| 检验指标 | 患者准备 | 采集要求 | 保存运送 | 临床意义 |
|---|---|---|---|---|
| 前列腺特异性抗原（PSA）游离 PSA（fPSA） | 建议空腹 12 小时后,肘静脉坐位采血 | 黄头管或红头管,3 ml 采血应在对前列腺进行任何操作之前或待操作引起的 PSA 升高消除之后,以及前列腺的炎症消退之后进行 | 血标本采集后需在 3 小时内离心分离血清或血浆。拟放置 24 小时内检测的标本应保存在冷藏（2～8℃）温度中以防 PSA 降解。尤其对于游离 PSA,它较总 PSA 更加不稳定。超过 24 小时的标本需冷冻－20℃保存 | PSA 主要由前列腺分泌性上皮细胞产生,具有组织特异性,PSA 升高可见于前列腺癌、前列腺增生及前列腺炎等疾病。前列腺癌手术后,PSA 可降至正常,若术后 PSA 浓度不降或降后又升高,提示肿瘤转移或复发。前列腺癌患者的 fPSA 低于正常和良性疾病,因此 fPSA/tPSA 比值可作为前列腺癌的诊断指标,当 PSA 比值＜15%,高度提示前列腺癌变,是前列腺良恶性疾病的鉴别点。治疗良性前列腺增生的雄激素治疗方法可以使 PSA 水平降低 40%～50%,但不影响 PSA 比值,故 PSA 比值不能用于区分前列腺增生和前列腺癌。PSA＞10 ng/ml 前列腺癌风险高,fPSA/tPSA 比值适用于 PSA 浓度在 4～10 ng/ml 的样本,游离前列腺特异性抗原百分比＜25%前列腺 CA 风险高;＞25%前列腺增生（BPH）风险高 |
| 异常凝血酶原（PIVKA-Ⅱ） | 建议空腹 12 小时后,肘静脉坐位采血 | 黄头管或红头管,2～3 ml 标本溶血影响检测结果,为不合格标本,需重新采集送检。华法林等抗凝素给药可能导致 PIVKA-Ⅱ 量上升,维生素 K 剂给药 PIVKA-Ⅱ 量可能减少,请加以注意 | 及时送检。2～10℃或－20℃以下保存不超过 14 天。避免样品反复冻融（不超过 6 次） | PIVKA-Ⅱ 是反映肝细胞癌的一种新型标志物。与 AFP 联合检测显著提高肝癌检出率;可在超声发现前 12 个月便开始有明显升高,单独使用 AFP 检出率在肝癌发现前 12 个月、6 个月和 0 个月分别为 41.2%、41.2% 和 62.8%,联合 PIVKA-Ⅱ 筛查后分别提高到 68.6%、70.6% 和 82.4% |

## (三)自身抗体检测

如表 5-3 所示。

表 5-3　自身抗体检测

| 检验指标 | 患者准备 | 采集要求 | 保存运送 | 临床意义 |
|---|---|---|---|---|
| 类风湿因子 | 肘静脉坐位采血 | 黄头管,3 ml | 及时送检,低温保存 | 诊断类风湿关节炎的标准之一 |
| 抗核糖体蛋白抗体 | 肘静脉坐位采血 | 黄头管,3 ml | 及时送检,低温保存 | 诊断混合性结缔组织病的必要条件 |
| 抗 Sm 抗体 | 肘静脉坐位采血 | 黄头管,3 ml | 及时送检,低温保存 | 诊断系统性红斑狼疮标准之一 |

| 检验指标 | 患者准备 | 采集要求 | 保存运送 | 临床意义 |
|---|---|---|---|---|
| 抗干燥综合征 A 抗体 | 肘静脉坐位采血 | 黄头管,3 ml | 及时送检,低温保存 | 60 kD 的靶抗原蛋白,与原发性干燥综合征相关 |
| 抗 Ro-52 抗体 | 肘静脉坐位采血 | 黄头管,3 ml | 及时送检,低温保存 | 52 kD 的靶抗原蛋白,与先天性心脏传导阻滞相关 |
| 抗干燥综合征 B 抗体 | 肘静脉坐位采血 | 黄头管,3 ml | 及时送检,低温保存 | 与抗干燥综合征 A 抗体联合评估干燥综合征情况 |
| 抗 Scl-70 抗体 | 肘静脉坐位采血 | 黄头管,3 ml | 及时送检,低温保存 | 多发性肌炎和单纯皮肌炎等疾病的抗体 |
| 抗 Jo-1 抗体 | 肘静脉坐位采血 | 黄头管,3 ml | 及时送检,低温保存 | 与进行性系统性硬化症相关 |
| 抗着丝点蛋白 B 抗体 | 肘静脉坐位采血 | 黄头管,3 ml | 及时送检,低温保存 | 钙质沉着、雷诺现象、指端硬化、毛细血管扩张综合征有相关性 |
| 抗双链 DNA 抗体 | 肘静脉坐位采血 | 黄头管,3 ml | 及时送检,低温保存 | 诊断系统性红斑狼疮标准之一 |
| 抗线粒体 M2 抗体 | 肘静脉坐位采血 | 黄头管,3 ml | 及时送检,低温保存 | 诊断原发性胆汁肝硬化较好检测指标 |
| 抗肝细胞溶质 1 型抗体 | 肘静脉坐位采血 | 黄头管,3 ml | 及时送检,低温保存 | 与自身免疫性肝炎相关 |
| 抗 gp210 抗体 | 肘静脉坐位采血 | 黄头管,3 ml | 及时送检,低温保存 | 抗 gp210 抗体对原发性胆汁肝硬化具有一定的敏感度和较好的特异性 |
| 抗 sp100 抗体 | 肘静脉坐位采血 | 黄头管,3 ml | 及时送检,低温保存 | 抗 sp-100 抗体与原发性胆汁肝硬化相关性高 |
| 抗肝肾微利体 1 型抗体 | 肘静脉坐位采血 | 黄头管,3 ml | 及时送检,低温保存 | 抗肝肾微利体 1 型抗体是 2 型自身免疫性肝炎的标志抗体。2 型自身免疫性肝炎患者多为年轻女性,也可见于 2%～10% 的慢性丙型肝炎患者 |
| 抗可溶性肝抗原/肝胰抗体 | 肘静脉坐位采血 | 黄头管,3 ml | 及时送检,低温保存 | 抗可溶性肝抗原/肝胰抗体对于 3 型自身免疫性肝炎诊断有重要意义 |
| 抗平滑肌抗体 | 肘静脉坐位采血 | 黄头管,3 ml | 及时送检,低温保存 | 1 型自身免疫性肝炎的血清学标志抗体,高滴度的特异性可达 100%,低滴度与病毒性肝炎等疾病相关 |

续表

| 检验指标 | 患者准备 | 采集要求 | 保存运送 | 临床意义 |
|---|---|---|---|---|
| 抗环瓜氨酸肽抗体检测 | 检查前晚上8时后避免进食和剧烈运动,保持充足睡眠,静坐15分钟后,肘静脉采血 | 黄头管或红头管,2～3 ml | 室温(18～25℃)2小时内送达检验科,血清于2～8℃冰箱保存,24小时内检测完,否则-20℃保存。冻存血清取出后室温中融化,轻轻混匀(切忌强烈振摇),不得反复冻融 | 2010年美国风湿病学会将抗CCP抗体列为RA的分类诊断标准之一。其对RA诊断敏感性为50%～78%,特异性为96%,即使是RA早期患者,敏感度也达40%～60%。RA患者发病前10年即可检测出抗CCP抗体,因此,该抗体有助于RA的早期诊断。同时,抗CCP抗体对疾病的预后评估也有重要意义,抗CCP抗体阳性的RA患者骨破坏较阴性者更加严重,并与RA的活动性相关。抗CCP抗体阳性的RA患者常在发病2年内即可能出现不可逆的骨关节损伤,并引起多种并发症,如神经系统疾病、心包炎等。抗CCP抗体的出现独立于RF。20%～57% RF阴性的RA患者存在抗CCP抗体,因此,该抗体有助于提高RA患者的检出率 |
| 抗心磷脂抗体(ACA)IgM检测<br><br>抗心磷脂抗体(ACA)IgG检测<br><br>抗心磷脂抗体(ACA)IgA检测<br><br>抗心磷脂抗体(ACA)检测 | 检查前晚上8时后避免进食和剧烈运动,保持充足睡眠,静坐15分钟后,肘静脉采血 | 黄头管或红头管,2～3 ml | 室温(18～25℃)2小时内送达检验科,血清于2～8℃冰箱保存,24小时内检测完,否则-20℃保存。冻存血清取出后室温中融化,轻轻混匀(切忌强烈振摇),不得反复冻融 | ACL常见于APS,也见于其他自身免疫病如SLE、RA、sS、皮肌炎、硬皮病和Behcet综合征等患者中,在某些恶性肿瘤和感染性疾病患者中也多见,如梅毒、麻风、AIDS、疟疾及淋巴细胞增生障碍性疾病。在APS、复发性动静脉血栓形成、反复自然流产、血小板减少症及中枢神经系统疾病患者中,ACL均有较高的阳性检出率,且高水平的ACL可作为预测流产及血栓形成的较为敏感的指标。约70%未经治疗的ACL阳性孕妇可发生自然流产和宫内死胎,尤其是IgM类ACL可作为自然流产或死胎的前瞻性指标 |
| 抗精子抗体(AsAb)IgM | 检查前晚上8时后避免进食和剧烈运动,保持充足睡眠,静坐15分钟后,肘静脉采血 | 黄头管或红头管,2～3 ml | 室温(18～25℃)2小时内送达检验科,血清于2～8℃冰箱保存,24小时内检测完,否则-20℃保存。冻存血清取出后室温中融化,轻轻混匀(切忌强烈振摇),不得反复冻融 | 不育症患者血清中AsAb检出率为20%～30%,而梗阻性无精症患者AsAb阳性率则可高达60%。AsAb阳性亦可见于其他原因,如输精管阻塞以及睾丸和附睾的损伤和炎症 |

| 检验指标 | 患者准备 | 采集要求 | 保存运送 | 临床意义 |
|---|---|---|---|---|
| 抗子宫内膜抗体（AEA）IgG<br><br>抗子宫内膜抗体（AEA）IgM | 检查前晚上8时后避免进食和剧烈运动，保持充足睡眠，静坐15分钟后，肘静脉采血 | 黄头管或红头管，2～3 ml | 室温（18～25℃）2小时内送达检验科，血清于2～8℃冰箱保存，24小时内检测完，否则−20℃保存。冻存血清取出后室温中融化，轻轻混匀（切忌强烈振摇），不得反复冻融 | 抗子宫内膜抗体是子宫内膜异位症的标志抗体，主要见于子宫内膜异位症、不孕与流产患者。EmAb亦可见于反复自然流产、原因不明的不孕症、子宫肌瘤和盆腔炎等。少数正常生育妇女由于经血逆流入腹腔对免疫系统的刺激，血清中有低水平的EmAb存在 |
| 抗 $\beta2$ 糖蛋白1抗体<br><br>抗 $\beta_2$ 糖蛋白1抗体 IgM<br><br>抗 $\beta_2$ 糖蛋白1抗体 IgG<br><br>抗 $\beta_2$ 糖蛋白1抗体 IgA | 检查前晚上8时后避免进食和剧烈运动，保持充足睡眠，静坐15分钟后，肘静脉采血 | 黄头管或红头管，2～3 ml | 室温（18～25℃）2小时内送达检验科，血清于2～8℃冰箱保存，24小时内检测完，否则−20℃保存。冻存血清取出后室温中融化，轻轻混匀（切忌强烈振摇），不得反复冻融 | 抗 $\beta_2$ 糖蛋白抗体 IgG 和（或）IgM 抗体水平与动、静脉血栓形成具有相关性（如在SLE患者中，抗 $\beta_2$ 糖蛋白抗体水平与血栓严重程度是高度正相关），抗 $\beta_2$ 糖蛋白抗体作为自身免疫性血栓形成的标志性抗体，对于区分自身免疫性与感染性疾病具有鉴别诊断意义，同时检测抗 $\beta_2$ 糖蛋白和ACL.可使抗磷脂综合征的诊断率达95% |
| 狼疮抗凝物 | 检查前晚上8时后避免进食和剧烈运动，保持充足睡眠，静坐15分钟后，肘静脉采血 | 用枸橼酸盐抗凝试管采集血液标本，禁止使用肝素管， | 除了肝素污染外，其他的检测前影响因素对狼疮抗凝物检测有重要影响。用枸橼酸盐抗凝试管采集血液标本，离心后分离血浆进行检测。采集的血液标本量必须适合，且不能出现凝集。将血液标本正确离心后，待测的血浆样本中已去除大部分血小板。若血浆样本存在较多的血小板，就不能进行检测（因为血小板中富含磷脂）。同样，所以若患者红细胞压积很高，检测结果会受到影响 | 狼疮抗凝物（LA）检测用于评估延长的部分血浆凝血活酶时间和/或血栓形成事件，了解反复流产的原因，并作为判断抗磷脂综合征的条件之一，但并不是狼疮疾病的诊断性实验。狼疮抗凝物检测用以辅助判断无法解释的血栓形成、习惯性流产或APTT延长的原因。它可以帮助判断APTT延长是由于特异性抑制物存在（一种针对特定凝血因子的抗体）还是非特异性的抑制物（例如狼疮抗凝物）存在而引起。它可以和抗心磷脂抗体、抗 $\beta_2$ 糖蛋白I型抗体同时检测来诊断抗磷脂综合征。如果狼疮抗凝物检测结果阳性，需在几周后复查以观察抗体是否只是短期存在。有时狼疮抗凝物检测也能帮助解释梅毒VDRL/RPR检测阳性的原因（抗心磷脂抗体和狼疮抗凝物都会导致试验假阳性） |

| 检验指标 | 患者准备 | 采集要求 | 保存运送 | 临床意义 |
|---|---|---|---|---|
| 抗透明带抗体（AZP） | 检查前晚上8时后避免进食和剧烈运动,保持充足睡眠。静坐15分钟后,肘静脉采血 | 黄头管或红头管,2～3 ml | 室温（18～25℃）2小时内送达检验科,血清于2～8℃冰箱保存,24小时内检测完,否则－20℃保存。冻存血清取出后室温中融化,轻轻混匀（切忌强烈振摇）,不得反复冻融 | 抗透明带抗体AZP与ZP结合,可遮盖ZP上的特异性精子受体,使精子无法识别卵子并与之结合；AZP还起加固ZP结构的作用,干扰受精卵的脱壳、着床和正常发育。AZP是一种自身抗体,在时一胎识别中可起免疫损伤作用,促进母体对胎儿的免疫排斥反应 |
| 抗卵巢抗体（AoAb） | 检查前晚上8时避免进食和剧烈运动,保持充足睡眠。静坐15分钟后,肘静脉采血 | 黄头管或红头管,2～3 ml | 室温（18～25℃）2小时内送达检验科,血清于2～8℃冰箱保存,24小时内检测完,否则－20℃保存。冻存血清取出后室温中融化,轻轻混匀（切忌强烈振摇）,不得反复冻融 | AoAb最早发现于卵巢功能早衰、早绝经患者,此外,也见于卵巢损伤、感染和炎症患者。Ao-Ab检测可作为监测人工授精的一项指标。由于AoAb的靶抗原本质和生理功能尚不清楚,对AoAb阳性结果的意义应结合临床其他检查综合考虑 |
| 抗RA33抗体定量检测 | 检查前晚上8时后避免进食和剧烈运动,保持充足睡眠。静坐15分钟后,肘静脉采血 | 黄头管或红头管,2～3 ml | 室温（18～25℃）2小时内送达检验科,血清于2～8℃冰箱保存,24小时内检测完,否则－20℃保存。冻存血清取出后室温中融化,轻轻混匀（切忌强烈振摇）,不得反复冻融 | 抗RA33抗体,因该抗体是诊断类风湿关节炎（RA）较为特异的抗体,且与分子量33KD的核酸蛋白发生反应,因此定名为抗RA33抗体。抗RA33抗体靶抗原为33KD的核酸结合蛋白,与hnRNP中的A2蛋白一致。在各项RA早期诊断指标中,抗RA33抗体特异性最高,在RA中的阳性率为27%～45%,尤其在RA早期出现。抗RA33抗体IgG测定试剂盒（化学发光法）中使用的RA33抗原为纯化后的重组蛋白 |

## （四）其他测定

如表5-4所示。

表5-4　其他测定

| 检验指标 | 患者准备 | 采集要求 | 保存运送 | 临床意义 |
|---|---|---|---|---|
| 抗缪勒管激素（AMH） | 检查前晚上8时后避免进食和剧烈运动,保持充足睡眠。肘静脉坐位采血 | 黄头管或红头管,3 ml,当日不能检测,应将血清于2～8℃冰箱保存（不超过1周）,－20℃可保存1个月 | 室温18～25℃2小时内送达检验科,若当日不能检测,应将血清于2～8℃冰箱保存（不超过1周）,－20℃可保存1个月 | 1. 血清AMH检测在临床上主要被用于评估卵巢储备,以反映窦前卵泡的数量,即所谓的卵泡数目（AFC）,以及用来预示对控制性促排卵的反应。AMH被建议作为AFC的替代标记物,来诊断多囊性卵巢综合征（PCOS）和预测停经时间<br>2. 辅助生殖技术（ART）<br>3. 卵巢相关疾病<br>4. AMH的进一步临床应用是诊断儿童的性发育疾病（DSD）和监控颗粒细胞瘤,以检测残留或复发性疾病 |

| 检验指标 | 患者准备 | 采集要求 | 保存运送 | 临床意义 |
|---|---|---|---|---|
| 超敏肌钙蛋白 T(TNT) | 检查前晚上 8 时后避免进食和剧烈运动,保持充足睡眠。肘静脉坐位采血 | 黄头管或红头管,3 ml。 | 室温 18~25℃ 2 小时内送达检验科,若当日不能检测,应将血清于 2~8℃ 冰箱保存(不超过 1 周),－20℃ 可保存 1 个月 | 心肌肌钙蛋白 T(cTnT)是心肌损伤的特异性和高敏感性的标志物。是心肌损伤的首选标志物。它能预测急性冠状动脉综合征(ACS),TnT 的增高水平与冠状动脉疾病的严重程度和不良预后有关,而与促钠肽无关(NT-proBNP 或 BNP)。cTnT 的慢性升高可见于临床稳定性患者,例如缺血或非缺血性心力衰竭患者、各种形式的心肌病、肾衰、败血症和糖尿病患者。心肌细胞损伤导致血中 cTnT 浓度增高也可见于其他临床疾病,例如心肌炎、心脏挫伤、肺栓塞和药物-诱导的心脏毒性。低浓度的肌钙蛋白 T 是心血管事件(包括初发和再发的房颤)的独立预测指标。针对不同适应证,其他诊断指标如 MYO、CK-MB、NT-proBNP 和 CRP 可辅助 TnT 对疾病进行诊断和预后的判断 |
| 生长激素(空腹、30、60、90 分钟) | ①晚 8 时后禁食,次时早晨卧床情况下进行。抽血查基础生长激素 ②盐酸精氨酸 0.5 g/kg 体重,以注射用水稀释至总量为 200 ml,30 分钟内滴完。③滴药后 30、60、90 和 120 分钟,从另一上肢抽血测生长激素 | 黄帽管或红帽管脂血或溶血为不合格标本,需重新采集送检 | 室温 2 小时内送达检验科,及时测定。2~8℃ 冰箱只能存放 24 小时,否则于－20℃ 存放,取出后室温自然融化,切忌用力振摇,避免反复冻融 | 1. 生长激素储备不足时峰值<7 μg/L,常用于矮小症和侏儒症的诊断 2. 异常结果:病变引起的生长激素储备不足 3. 需要检查的人群:矮小症和侏儒症患者 |
| 唐氏筛查:早孕期 7~13 周:甲胎蛋白、绒毛膜促性腺激素或游离 β-HCG。中孕期 14~20 周:二联筛查是指以血清甲胎蛋白(AFP)和人绒毛膜促性腺激素或游离 β-HCG 为指标;三联筛查是指以血清 AFP 加 β-HCG 或游离 β-HCG 加非结合雌三醇为指标 | 肘静脉坐位采血,单项测定 2 ml。筛查时孕周计算尽可能按 B 超孕龄,如不能取得 B 超孕龄,则按末次月经推算,但如遇孕妇月经不规则的或末次月经记不清楚,则必须进行 B 超孕龄测量,孕龄 测量以双顶径孕周为准 | 黄帽管或红帽管,全血于室温放置 2 小时待血液完全凝集后再进行离心,分离血清时要仔细,避免溶血现象。离出的血清用一次性吸管转入血清管中,血清管盖须拧紧,防止血清漏出血液污染、脂血或溶血均影响实验结果,为不合格标本 | 室温 2 小时内送达检验科,及时测定。2~8℃ 冰箱只能存放 24 小时,否则于－20℃ 存放,取出后室温自然融化,切忌用力振摇,避免反复冻融 | 通过化验孕妇的血液,检测母体血清中甲型胎儿蛋白、绒毛促性腺激素和游离雌三醇的浓度,并结合孕妇的年龄、体重、孕周等方面来判断胎儿患先天愚型、神经管缺陷的危险系数 |

| 检验指标 | 患者准备 | 采集要求 | 保存运送 | 临床意义 |
|---|---|---|---|---|
| 促肾上腺皮质激素（ACTH） | 肘静脉坐位采血，单项测定 2 ml | 紫头管，脂血或溶血标本为不合格需重新采集送检 | 3 小时内送检并分离血浆，2～8℃可稳定 8 小时，－20℃可保存 8 周，避免反复冻融 | 1. 血浆 ACTH 升高或降低、昼夜节律消失，提示存在肾上腺皮质功能紊乱 2. 血浆 ACTH 测定一般不作为筛查首选项目，而是作为配合皮质醇测定用于诊断肾上腺功能紊乱的种类及病变部位 3. ACTH 和皮质醇均升高，提示下丘脑、垂体病变或异源性 ACTH 综合征所致的肾上腺皮质功能亢进 4. ACTH 兴奋试验适用于诊断原发性或继发性皮质功能减退。由于 ACTH 可迅速刺激肾上腺皮质合成释放皮质醇，因而可以通过静脉注射 ACTH 评价肾上腺皮质的可兴奋性 |
| C 肽 | 肘静脉坐位采血，单项测定 2 ml | 黄管或红管，脂血或溶血标本为不合格需重新采集送检 | 室温 2 小时内送达检验科，－20℃可保存 30 天，避免反复冻融 | C 肽、胰岛素和血糖检测用于辅助低血糖的鉴别诊断（假性低血糖和胰岛素过多引起的低血糖），以保证合理治疗患者。定量检测 C 肽可反映内源性胰岛素的分泌情况。C 肽检测可以辅助评估I型糖尿病早期的胰腺细胞功能；鉴别诊断成人隐匿性自身免疫性糖尿病与 2 型糖尿病。C 肽检测也可用于胰腺移植和胰腺切除术的疗效评估和监测。尽管不推荐 C 肽作为糖尿病的常规监测项目，但对于需要长效控制的个性化治疗方案的制订是很有用的工具。胰腺细胞活性增高引起的高胰岛素血症，肾功能不全和肥胖均可导致 C 肽水平的升高。C 肽水平降低见于饥饿、假性低血糖、胰岛素分泌不足、Addison's 病和胰腺切除术后 |
| 胰岛素 | 肘静脉坐位采血，单项测定 2 ml | 黄管或红管，脂血或溶血标本为不合格需重新采集送检 | 室温 2 小时内送达检验科，－20℃可保存 30 天，避免反复冻融 | 血清胰岛素的检测主要用于有低血糖症状的患者。过低浓度的游离的具有生物活性的胰岛素会导致糖尿病的发生。另一方面，自发的、非调节的胰岛素分泌是低血糖症的主要原因。糖异生作用被抑制而导致这种疾病的发生，比如，严重的肝衰竭或肾衰竭、胰岛细胞瘤或胰岛细胞癌。人为因素也可有意或无意地促使低血糖的发生（假性低血糖）。在 3％糖耐量降低的患者在中，在一段时间内会恶化成糖尿病。在妊娠期间的糖耐量降低一般是需要治疗的。胎儿的高死亡率使得严密监控成为必要 |

| 检验指标 | 患者准备 | 采集要求 | 保存运送 | 临床意义 |
|---|---|---|---|---|
| 三型前胶原N端肽（PCⅢ N-P） | 肘静脉坐位采血，单项测定2 ml | 黄管或红管，脂血或溶血标本为不合格需重新采集送检 | 室温2小时内送达检验科，－20℃可保存30天，避免反复冻融 | 肝纤四项即肝纤维化四项检查，该检查主要用来检查诊断慢性肝病患者病情发展状况和治疗效果，衡量炎症活动度、纤维化程度的重要依据。诊断肝纤维化需要进行肝纤四项检查。肝纤四项主要包括以下四个检查指标：（HA、LN、CIV、PIIIN-P）1. PCⅢ N-P（三型前胶原N端肽）反映肝内Ⅲ型胶原合成，血清含量与肝纤程度一致，并与血清γ-球蛋白水平明显相关。PCⅢ N-P与肝纤维化形成的活动程度密切相关，但无特异性，其他器官纤维化时，PCⅢ N-P也升高。持续PCⅢ N-P升高的慢活肝，提示病情可能会恶化并向肝硬化形成发展，而PCⅢ N-P降至正常可预示病情缓解，说明PCⅢ N-P不仅在肝纤维化早期诊断上有价值，在慢性肝病的预后判断上也有意义。血清PCⅢ N-P水平与肝纤维化病变程度呈密切相关，反映肝纤合成状况和炎症活动性，早期即显著升高，而陈旧性肝硬化和部分晚期肝硬化、肝萎缩患者血清PCⅢ N-P不一定增高 |
| Ⅳ型胶原（Ⅳ-C） | 肘静脉坐位采血，单项测定2 ml | 黄管或红管，脂血或溶血标本为不合格需重新采集送检 | 室温2小时内送达检验科，－20℃可保存30天，避免反复冻融 | 2. Ⅳ-C（Ⅳ型胶原）为构成基底膜主要成分，反映基底膜胶原更新率，含量增高可较灵敏反映出肝纤过程，是肝纤的早期标志之一。①在肝纤维化时出现最早，适合于肝纤维化的早期诊断。②能反映肝纤维化程度，随着慢迁肝→慢活肝→肝硬化→肝癌病程演病，Ⅳ-C胶原在血清含量逐步升高。③对重症肝炎和酒精性肝炎也显高值。④是药物疗效和预后观察重要依据，血清Ⅳ-C水平与肝组织学的改变完全一致。⑤在与基底膜相关疾病可出现Ⅳ-C水平的异常，如甲状腺功能亢进，中晚期糖尿病、硬皮病等 |
| 层粘连蛋白（LN） | 肘静脉坐位采血，单项测定2 ml | 黄管或红管，脂血或溶血标本为不合格需重新采集送检 | 室温2小时内送达检验科，－20℃可保存30天，避免反复冻融 | 3. LN（层粘连蛋白）为基底膜中特有的非胶原性结构蛋白，与肝纤维化活动程度及门静脉压力呈正相关，慢活肝和肝硬化及原发性肝癌时明显增高，LN也可以反映肝纤维化的进展与严重程度。另外，LN水平越高，肝硬化患者的食管静脉曲张越明显。①反映肝纤维化：正常肝脏间质含少量LN，在肝纤维化和肝硬化时，→肌成纤维细胞增多→大量合成和分泌胶原、LN等间质成分→形成完整的基底膜（肝窦毛细血管化）。肝窦毛细血管化是肝硬化的特征性病理改变，LN与纤维化程度和门脉高压正相关，纤维化后期升高尤为显著。②与肿瘤浸润、转移有关：癌症转移首先要突破基底膜，因此LN与肿瘤浸润转移有关。大部分肿瘤患者血清LN水平升高，尤以乳腺癌、肺癌、结肠癌、胃癌显著。③与基底膜相关疾病有关：如先兆子痫孕妇血清较正常妊娠者显著升高,提示可能与肾小球及胎盘螺旋动脉损伤有关。血清LN与糖尿病、肾小球硬化等疾病有关 |

| 检验指标 | 患者准备 | 采集要求 | 保存运送 | 临床意义 |
|---|---|---|---|---|
| 透明质酸（HA） | 肘静脉坐位采血，单项测定 2 ml | 黄管或红管，脂血或溶血标本为不合格需重新采集送检 | 室温 2 小时内送达检验科，−20℃可保存 30 天，避免反复冻融 | 4. HA（透明质酸）为基质成分之一，由间质细胞合成，可较准确灵敏地反映肝内已生成的纤维量及肝细胞受损状况，有认为本指标较之肝活检更能完整反映出病肝全貌，是肝纤维化和肝硬变的敏感指标。①血清 HA 在急肝、慢迁肝时轻度升高；慢活肝时显著升高；肝硬化时极度升高。②肝硬化患者血清 HA 极度升高。③HA 水平与血清胆红素、SGPT（serum glutamic-pyruvic 血清谷丙转氨酶）、γ-球蛋白呈正相关。④与血清白蛋白、凝血酶原时间呈负相关。⑤故血清 HA 水平是反映肝损害严重程度、判断有无活动性肝纤维化的定量指标。⑥对慢迁肝与慢活肝的鉴别诊断，慢迁肝 HA 浓度与正常人无差别，而慢活肝的升高明显。⑦有助于估价肝病发展趋势，在急性肝炎→慢活肝→肝硬化发展中，血清 HA 逐步并优于其他肝硬化诊断指标等 |

（审稿　蔡望喜）

（编写　胡传芳　石　英　梅丽萍　汤　伦　汪　鸿　唐碧珺）

# 第六章　临床分子检验

## 一、血液标本

如表 6-1 所示。

表 6-1　血液标本

| 检验指标 | 患者准备 | 采集要求 | 保存运送 | 临床意义 |
|---|---|---|---|---|
| 乙型肝炎病毒DNA 定量测定（HBV DNA） | 肘静脉坐位采血,单项测定 2 ml | 黄帽管、红帽管、紫帽管或蓝帽管 | 室温 2 小时内送达检验科,4℃冰箱稳定 3 天 | 判断 HBV 感染者体内病毒的复制水平和感染程度;监测抗病毒药物疗效 |
| 丙型肝炎病毒RNA 定量测定（HCV RNA） | 肘静脉坐位采血,单项测定 2 ml | 黄帽管或红帽管 | 室温 10 分钟左右送检验科分离血清,−20℃冰箱稳定 1 周 | 确认 HCV 现症感染;评估抗病毒药物疗效 |
| 人巨细胞病毒DNA 定性测定（HCMV DNA） | 肘静脉坐位采血,单项测定 2 ml | 黄帽管、红帽管或蓝帽管 | 室温 2 小时送达检验科,4℃冰箱稳定 3 天 | 为 HCMV 感染的早期诊断和鉴别诊断提供分子病原学依据;有助于 HCMV 感染者抗病毒药物治疗的疗效监测;优生优育;可用于死胎、畸胎、流产、低体重儿、婴儿肝炎综合征的病因学研究 |
| 结核分枝杆菌DNA 定性测定（TB DNA） | 肘静脉坐位采血, 单项测定 2 ml | 蓝帽管 | 室温 2 小时送达检验科,4℃冰箱稳定 3 天 | 进行 TB 感染的快速检测和早期诊断;在抗结核治疗中可用于抗结核药物疗效的评价 |
| CYP2C19 基因检测 | 肘静脉坐位采血, 单项测定 2 ml | 紫帽管 | 室温 2 小时左右送检验科,−20℃冰箱稳定 1 周 | CYP2C19 亚型参与多种外源性物质的代谢,通过该酶代谢的药物(如质子泵抑制剂,抗惊厥药等)随患者基因型不同,其疗效和副作用也有明显不同。通过该项目的检测,预测氯吡格雷、奥美拉唑、地西泮、苯妥英钠等许多重要临床应用药物的代谢 |
| 丙型肝炎病毒基因分型 | 肘静脉坐位采血, 单项测定 2 ml | 黄帽管、红帽管、紫帽管 | 室温 10 分钟左右送检验科分离血清,−20℃冰箱稳定 1 周 | 根据 HCV 分型结果判断治疗的难易程度及制定抗病毒治疗的个体化方案 |
| 乙型肝炎病毒基因分型与耐药位点的检测 | 肘静脉坐位采血, 单项测定 2 ml | 黄帽管、红帽管 | 室温 10 分钟右送检验科分离血清,−20℃冰箱稳定 1 周 | 通过 HBV 分型检测判断病毒复制活跃程度及突变率发生情况,并针对不同耐药位点调整治疗方案,个性化用药 |

## 二、尿液标本

如表 6-2 所示。

表 6-2　尿液标本

| 检验指标 | 患者准备 | 采集要求 | 保存运输 | 临床意义 |
|---|---|---|---|---|
| 人巨细胞病毒 DNA 定性测定 (HCMV DNA) | 刚排出的新鲜尿液 6 ml | 干净塑料容器 | 室温 2 小时内送检验科，4℃ 冰箱稳定 3 天 | 为 HCMV 感染的早期诊断和鉴别诊断提供分子病原学依据；有助于 HCMV 感染者抗病毒药物治疗的疗效监测；优生优育；可用于死胎、畸胎、流产、低体重儿、婴儿肝炎综合征的病因学研究 |
| 沙眼衣原体 DNA 定性检测 (CT DNA) | 停止排尿 2 小时以上，采集前 5～10 ml 尿液 | 干净塑料容器 | 室温 2 小时内送检验科，4℃ 冰箱稳定 3 天 | 有助于 CT 感染的早期诊断与及早治疗，对于提高疾病的检出率，控制其传播和改善患者的生活质量意义重大 |
| 解脲脲原体 DNA 测定 (UU DNA) | 停止排尿 2 小时以上，采集前 5～10 ml 尿液 | 干净塑料容器 | 室温 2 小时内送达检验科，4℃ 冰箱稳定 3 天 | 有助于 UU 感染的早期诊断与及早治疗，对于提高疾病的检出率，控制其传播和改善患者的生活质量意义重大 |

## 三、脑脊液标本

如表 6-3 所示。

表 6-3　脑脊液标本

| 检验指标 | 患者准备 | 采集要求 | 保存运输 | 临床意义 |
|---|---|---|---|---|
| 结核分枝杆菌 DNA 定性测定 (TB DNA) | 腰椎穿刺术采集脑脊液 1～2 ml | 无菌试管或小瓶 | 室温 1 小时内送达检验科，4℃ 冰箱稳定 3 天 | 进行 TB 感染的快速检测和早期诊断；在抗结核治疗中可用于抗结核药物疗效的评价 |

## 四、胸腹水标本

如表 6-4 所示。

表 6-4　胸腹水标本

| 检验指标 | 患者准备 | 采集要求 | 保存运输 | 临床意义 |
|---|---|---|---|---|
| 结核分枝杆菌 DNA 定性测定 (TB DNA) | 胸腔或腹腔穿刺术采集胸水或腹水，取其中 10～20 ml 送检 | 无菌试管或小瓶 | 室温 1 小时内送达检验科，4℃ 冰箱稳定 3 天 | 进行 TB 感染的快速检测和早期诊断；在抗结核治疗中可用于抗结核药物疗效的评价 |

## 五、痰液标本

如表 6-5 所示。

表 6-5　痰液标本

| 检验指标 | 患者准备 | 采集要求 | 保存运输 | 临床意义 |
|---|---|---|---|---|
| 结核分枝杆菌DNA定性测定（TB DNA） | 清晨起床刷牙，漱口（3% $H_2O_2$ 及清水漱 3 次），用力咳出气管深处的呼吸道分泌物，勿混入唾液及鼻咽分泌物 | 无菌带盖塑料痰盒或小瓶 | 室温 2 小时内送达检验科，4℃ 冰箱稳定 3 天 | 进行 TB 感染的快速检测和早期诊断；在抗结核治疗中可用于抗结核药物疗效的评价 |
| 呼吸道病原菌核酸检测 | 清晨起床刷牙，漱口（3% $H_2O_2$ 及清水漱 3 次），用力咳出气管深处的呼吸道分泌物，勿混入唾液及鼻咽分泌物；无菌吸痰术洗出的痰液标本 | 无菌带盖痰盒或小瓶 | 室温 2 小时送达检验科，提取出的核酸样品可低温保存备用（当天使用可于 4℃ 保存，如需过夜或更长时间保存需在 −20℃ 冰箱冷冻） | 对常见的肺部感染病原菌和耐药基因在短时间内进行快速检测，指导临床用药 |

## 六、乳汁标本

如表 6-6 所示。

表 6-6　乳汁标本

| 检验指标 | 患者准备 | 采集要求 | 保存运输 | 临床意义 |
|---|---|---|---|---|
| 乙型肝炎病毒DNA定量测定（HBV DNA） | 清洗双手，将大拇指放到乳房上部，底下用示指和中指托住，轻柔地朝前滑压拇指，中指和示指来挤出乳汁 3～6 ml | 无菌试管或小瓶 | 室温 2 小时内送达检验科，4℃ 冰箱稳定 3 天 | 判断乳汁中是否携带 HBV 病毒，指导母乳喂养及抗病毒药物疗效监测 |
| 人巨细胞病毒DNA定性测定（HCMV DNA） | 清洗双手，将大拇指放到乳房上部，底下用示指和中指托住，轻柔地朝前滑压拇指，中指和示指来挤出乳汁 3～6 ml | 无菌试管或小瓶 | 室温 2 小时内送达检验科，4℃ 冰箱稳定 3 天 | 为 HCMV 感染的早期诊断和鉴别诊断提供分子病原学依据；有助于 HCMV 感染者抗病毒药物治疗的疗效监测；优生优育；可用于死胎、畸胎、流产、低体重儿、婴儿肝炎综合征的病因学研究 |

## 七、宫颈细胞刮取物

如表 6-7 所示。

表 6-7　宫颈细胞刮取物

| 检验指标 | 患者准备 | 采集要求 | 保存运输 | 临床意义 |
|---|---|---|---|---|
| 人乳头瘤病毒核酸检测 CHPV DNA（16、18、+16） | 以窥阴器或阴道张开器暴露宫颈，用棉拭子将宫颈口过多的分泌物擦去，取出宫颈刷置于宫颈口，单方向旋转4～5周以获得足量的上皮细胞样本，然后将宫颈刷头部放入洗脱管中，沿刷柄折痕处将宫颈柄刷折断，旋紧洗脱管盖 | 专用宫颈脱落细胞采集器 | 室温保存不超过2小时，2～8℃保存不超过1天，−20℃保存不超过3个月 | 有利于发现早期HPV感染，并预警相关癌症的发生，可作为HPV感染的筛查项目 |
| 人乳头瘤病毒基因分型（24型） | 以窥阴器或阴道张开器暴露宫颈，用棉拭子将宫颈口过多的分泌物擦去，取出宫颈刷置于宫颈口，单方向旋转4～5周以获得足量的上皮细胞样本，然后将宫颈刷头部放入洗脱管中，沿刷柄折痕处将宫颈柄刷折断，旋紧洗脱管盖 | 专用宫颈脱落细胞采集器 | 室温保存不超过2小时，2～8℃保存不超过1天，−20℃保存不超过3个月 | 判断HPV病毒的24种亚型，根据感染的亚型预测风险及制定治疗方案 |

## 八、阴道或尿道分泌物

如表 6-8 所示。

表 6-8　阴道或尿道分泌物

| 检验指标 | 患者准备 | 采集要求 | 保存运输 | 临床意义 |
|---|---|---|---|---|
| 人乳头瘤病毒DNA高危18项测定（HPV DNA18） | 用灭菌生理盐水浸润的棉拭子，紧贴宫颈口或尿道口黏膜，稍用力转动2圈，取得分泌物及脱落细胞 | 无菌棉拭子取样后置于无菌标本管内 | 室温2小时送达检验科，−20℃冰箱稳定1周 | 有利于发现早期HPV感染，并预警相关癌症的发生，可作为HPV感染的筛查项目 |
| 人乳头瘤病毒基因分型（24型） | 用一次性样品刷或无菌棉拭子紧贴宫颈口或尿道口黏膜，稍用力转动2圈，取得分泌物或脱落细胞，置于采样盒中送检 | 含1 ml无菌生理盐水的专用采样盒或无菌棉拭子取样后置于无菌标本管内 | 室温2小时送达检验科，−20℃冰箱稳定1周 | 判断HPV病毒的24种亚型，根据感染的亚型预测风险及制定治疗方案 |
| 淋病奈瑟菌DNA测定（NG DNA） | 将无菌棉拭子伸入男性尿道或女性宫颈口2～3 cm，稍用力转动一周获得上皮细胞，将棉拭子放入无菌试管内送检 | 无菌棉拭子取样后置于无菌标本管内 | 室温2小时送达检验科，−20℃冰箱稳定1周 | 对淋病的早期诊断和及时治疗，防止慢性感染有重要的价值 |

续表

| 检验指标 | 患者准备 | 采集要求 | 保存运输 | 临床意义 |
|---|---|---|---|---|
| 沙眼衣原体 DNA 测定(CT DNA) | 将无菌棉拭子伸入男性尿道或女性宫颈口 2～3 cm,稍用力转动 1 周获得上皮细胞,将棉拭子放入无菌试管内送检 | 无菌棉拭子取样后置于无菌标本管内 | 室温 2 小时送达检验科,−20℃ 冰箱稳定 1 周 | 有助于 CT 感染的早期诊断与及早治疗,对于提高疾病的检出率,控制其传播和改善患者的生活质量意义重大 |
| 解脲脲原体 DNA 测定(UU DNA) | 将无菌棉拭子伸入男性尿道或女性宫颈口 2～3 cm 处稍用力转动 1 周获得上皮细胞,将其放入无菌试管内送检 | 无菌棉拭子取样后置于无菌标本管内 | 室温 2 小时内送达检验科,−20℃ 冰箱稳定 1 周 | 有助于 UU 感染的早期诊断与及早治疗,对于提高疾病的检出率,控制其传播和改善患者的生活质量意义重大 |
| 人乳头瘤病毒 6,11 型 DNA 测定(HPV-6,11 DNA) | 将无菌棉拭子伸入男性尿道或女性宫颈口 2～3 cm 处稍用力转动 1 周获得上皮细胞,将其放入无菌试管内送检 | 无菌棉拭子取样后置于无菌标本管内 | 室温 2 小时内送达检验科,−20℃ 冰箱稳定 1 周 | 判断感染 HPV6,11 型的感染情况,与尖锐湿疣的相关性高,对尖锐湿疣的诊断和治疗有辅助作用 |
| 人疱疹病毒 Ⅱ 型 DNA 检测(HSV-Ⅱ DNA) | 将无菌棉拭子伸入男性尿道或女性宫颈口 2～3 cm 处稍用力转动 1 周获得上皮细胞,将其放入无菌试管内送检 | 无菌棉拭子取样后置于无菌标本管内 | 室温 2 小时内送达检验科,−20℃ 冰箱稳定 1 周 | 有助于 HSV-Ⅱ 型感染的早期诊断与及早治疗,对提高疾病的检出率,控制其传播和改善患者的生活质量意义重大 |

## 九、支气管肺泡灌洗液

如表 6-9 所示。

表 6-9 支气管肺泡灌洗液

| 检验指标 | 患者准备 | 采集要求 | 保存运输 | 临床意义 |
|---|---|---|---|---|
| 结核分枝杆菌 DNA 定性测定(TB DNA) | 以纤支镜嵌入到肺段或亚段支气管水平,反复以无菌生理盐水灌洗,回收灌洗液 | 无菌标本管 | 室温 2 小时内送达检验科,4℃ 冰箱稳定 3 天 | 进行 TB 感染的快速检测和早期诊断;在抗结核治疗中可用于抗结核药物疗效的评价 |
| 呼吸道病原菌核酸检测 | 以纤支镜嵌入到肺段或亚段支气管水平,反复以无菌生理盐水灌洗,回收灌洗液 | 无菌标本管 | 室温 2 小时送达检验科,提取出的核酸样品可低温保存备用(当天使用可于 4℃ 保存,如需过夜或更长时间保存需在 −20℃ 冰箱冷冻) | 对常见的肺部感染病原菌和耐药基因在短时间内进行快速检测 |

## 十、穿刺液

如表 6-10 所示。

表 6-10　穿刺液

| 检验指标 | 患者准备 | 采集要求 | 保存运输 | 临床意义 |
|---|---|---|---|---|
| 结核分枝杆菌 DNA 定性测定（TB DNA） | 穿刺术后采集穿刺液 1～2 ml 置于无菌试管内送检 | 无菌试管或小瓶 | 室温 1 小时内送达检验科,4℃ 冰箱稳定 3 天 | 进行 TB 感染的快速检测和早期诊断;在抗结核治疗中可用于抗结核药物疗效的评价 |

（审稿　李波）

（编写　钱军　王娇）

# 第七章 细胞学检验

如表 7-1 所示。

表 7-1 细胞学检验

| 检验指标 | 患者准备 | 采集要求 | 保存运送 | 临床意义 |
|---|---|---|---|---|
| 疟原虫检查 | 静脉采血或末梢采血 | 发作数小时至 20 余小时采血,EPTA-$K_2$ 抗凝管,2 ml 或末梢血 | 及时送检 | 疟疾感染的诊断依据 |
| 宫颈细胞学检查(液基薄层细胞学检查) | 患者取膀胱截石位,妇科医生用窥器打开阴道后,用宫颈刷在宫颈外口与颈管交界处轻轻旋转 3 圈刷取宫颈细胞,均匀涂抹于载玻片上,将剩余样本放入专用 TCT 保存液小瓶中 | 宫颈口处如果血液或黏液过多,需先用消毒棉签拭去 | 及时送检 | 宫颈细胞病变的筛查方法 |
| 术中印片细胞学检查 | 术中活组织取样送检 | 组织多部位印片 | 及时送检 | 样本的良恶性筛查 |
| 胃镜印片细胞学检查 | 胃镜下活组织取样 | 组织标本印片 | 及时送检 | 样本的良恶性筛查 |
| 肠镜印片细胞学检查 | 肠镜下活组织取样 | 组织标本印片 | 及时送检 | 样本的良恶性筛查 |
| 体表溃面刮片细胞学检查 | 患者需到细胞室专用场所经细胞学医师观察溃面后决定取材方式 | 溃面经消毒用消毒刮板刮取足量样本,涂抹于玻片后及时染色观察 | 立即检查 | 样本的良恶性筛查 |
| 精液分析 | 采精时间以禁同房后 3~5 天、晨起为佳,采精前用温水将双手、阴部,尤其是龟头洗净。可采用自慰法或电动按摩射精法引起排精 | 将全部样本装入专用洁净样本杯中,不可用避孕套留取 | 及时送检 | 有助于男性生殖能力和生殖系统疾病的诊断 |

| 检验指标 | 患者准备 | 采集要求 | 保存运送 | 临床意义 |
|---|---|---|---|---|
| 骨髓细胞学检查穿刺的标本采集 | 患者穿刺前应做凝血功能检查。遇贫血、病重及紧张型患者,应做好解释,患者采用平卧位或侧卧位,成人患者首取髂后上棘,其次是髂前上棘,无菌操作和皮肤消毒,局部麻醉 | 消毒后抽吸骨髓液,一般以 0.2 ml 为宜;将抽吸的骨髓液置于载玻片上立即制片,同时做外周血涂片两张 | 推制的涂片标本,遇冷空气中湿度大时应用简易方法加快涂片干燥,然后盛放于空(药)盒中送检 | 1. 血凝系统疾病诊断 2. 多神血液系统疾病的疗效观察及预后检查 |
| 外周血细胞形态检查 | 患者采血前应避免剧烈运动和劳动,一般要求患者休息15分钟后进行采血,冬季应使患者暖和后保持血液循环通畅再采集 | 消毒后采集末梢血直接涂片或静脉血涂片 | 推制的涂片标本,遇冷空气中湿度大时应用简易方法加快涂片干燥,然后盛放于空(药)盒中送检 | 初步判断感染原因 初步判断贫血类型 进行复片 判断是否患有寄生虫疾病 血液病筛查 |
| 淋球菌涂片检查 | 男性取尿道口所溢出的脓液或从尿道挤出脓液 女性用窥阴器检查并取宫颈口脓液均直接涂于玻片 | 清洁载玻片 | 立即送检 | 患者有无淋球菌感染 |
| 前列腺液常规 | 由临床医师按摩前列腺采集,弃去第一滴,直接涂于玻片或收集在洁净的试管内 | 无菌试管或清洁载玻片 | 立即送检,避免干燥 | 主要用于慢性前列腺炎的诊断、病原微生物检查及疗效观察等,也可用于性病检查 |
| 尿红细胞形态 | 日常起居饮食,未使用影响检测的药物,尿液标本采集前,应避免大量饮水及跑步、骑自行车、爬楼等剧烈的运动,要求患者休息15分钟后进行采集 | 干燥洁净、无污染、防漏渗、广口宽底、密封、惰性材料制成的一次性使用容器,收集新鲜的标本,不少于 10 ml | 立即送检 | 帮助判断红细胞的来源,对于血尿症状的判断以及疾病的诊断,具有一定指导意义 |
| 阴道分泌物常规 | 采集前 24 小时内禁止房事、盆浴、阴道检查、阴道灌洗及局部上药等,器械需清洁 | 由临床医师用生理盐水浸润的棉拭子自阴道穹隆后部、宫颈管口等处取材,制成生理盐水标本 | 立即送检,天冷需保温 | 对确定阴道清洁度、发现病原体及诊断治疗均有意义 |

续表

| 检验指标 | 患者准备 | 采集要求 | 保存运送 | 临床意义 |
|---|---|---|---|---|
| 精液活体染色 | 向受检者口头解释标本采集完整的重要性,询问并把控受检者禁欲时间 | 禁欲 2～7 天,留取全部精液标本。标本采集应完整,不遗漏,不污染 | 立即检测 | 可通过检测精子膜的完整性来评价精子的存活率 |
| 表面抗体凝集试验 | 向受检者口头解释标本采集完整的重要性,询问并把控受检者禁欲时间 | 禁欲 2～7 天,留取全部精液标本。标本采集应完整,不遗漏,不污染 | 新鲜精液标本液化后迅速分离精浆,若 4 小时内不能完成检测,则置－20℃冷冻保存 | 是造成免疫性不育、不孕的根本原因,对不育的临床治疗和预后的判断提供了有价值的指标 |
| 精液果糖测定 | 向受检者口头解释标本采集完整的重要性,询问并把控受检者禁欲时间 | 禁欲 2～7 天,留取全部精液标本。标本采集应完整,不遗漏,不污染 | 新鲜精液标本液化后迅速分离精浆,若 4 小时内不能完成检测,则置－20℃冷冻保存 | 是精囊分泌功能的评价功能指标 |
| 精液弹性蛋白酶测定 | 向受检者口头解释标本采集完整的重要性,询问并把控受检者禁欲时间 | 禁欲 2～7 天,留取全部精液标本。标本采集应完整,不遗漏,不污染 | 新鲜精液标本液化后迅速分离精浆,若 4 小时内不能完成检测,则置－20℃冷冻保存 | 可作为分叶核粒白细胞生殖道抗感染的活性检测指标 |
| 精浆锌测定 | 向受检者口头解释标本采集完整的重要性,询问并把控受检者禁欲时间 | 禁欲 2～7 天,留取全部精液标本。标本采集应完整,不遗漏,不污染 | 新鲜精液标本液化后迅速分离精浆,若 4 小时内不能完成检测,则置－20℃冷冻保存 | 是前列腺功能指标之一,与抗细菌感染有关,还可调节雄激素代谢,锌含量增高时可促进睾酮转变为双氢睾酮 |
| 精浆中性 α-葡萄糖糖苷梅测定 | 向受检者口头解释标本采集完整的重要性,询问并把控受检者禁欲时间 | 禁欲 2～7 天,留取全部精液标本。标本采集应完整,不遗漏,不污染 | 新鲜精液标本液化后迅速分离精浆,若 4 小时内不能完成检测,则置－20℃冷冻保存 | 主要用于评价男性附睾的分泌功能,以及用于梗阻性无精子症的定位诊断 |
| 甲状腺穿刺 | 饭后患者取坐位或者卧位 | 消毒后穿刺 | 现场及时制片 | 判断甲状腺的大小及性质(良性或者恶性)。对相关疾病做出判断 |
| 送检甲状腺穿刺 | 饭后患者取卧位平躺 | 消毒后穿刺 | 现场及时制片 | 判断甲状腺的大小及性质(良性或者恶性)。对相关疾病做出判断 |
| 淋巴结穿刺 | 饭后患者取坐位或者卧位 | 消毒后穿刺 | 现场及时制片 | 判断淋巴结的大小及性质,对相关疾病做出判断 |
| 睾丸及附睾穿刺 | 饭后患者取卧位平躺 | 消毒后穿刺 | 现场及时制片 | 检查患者无精或者少精原因,对相关疾病做出判断 |

| 检验指标 | 患者准备 | 采集要求 | 保存运送 | 临床意义 |
|---|---|---|---|---|
| 体表肿块穿刺 | 饭后患者取坐位或者卧位 | 消毒后穿刺 | 现场及时制片 | 判断肿块的大小及性质(良性或者恶性)。对相关疾病做出判断 |
| 纤支镜刷片细胞学检查 | 空腹 | 支气管镜消毒后插入细胞刷 | 现场及时制片,立即送检 | 查找有无恶性细胞 |
| 支气管肺泡灌洗液细胞学检查 | 空腹 | 常规进行后冲洗液 | 冲洗液立即送检 | 查找有无恶性细胞 |
| 抗核抗体 | 无特殊 | 静脉血,促凝管,2 ml | 采样后及时送检,2~8℃保存7天 | 抗核抗体检查是自身免疫性疾病筛选试验。正常参考范围为阴性或<1:80。抗核抗体在多种自身免疫病中均呈不同程度的阳性率,如系统性红斑狼疮(SLE,95%~100%)、类风湿性关节炎(RA,10%~20%)、混合性结缔组织病(MCTD,80%~100%)、干燥综合征(SjS,10%~40%)、全身性硬皮病(85%~90%)、狼疮性肝炎(95%~100%)、原发性胆汁性肝硬化(95%~100%)等,但经皮质激素治疗后,阳性率可降低。抗核抗体在类风湿患者中有20%~50%IgG型ANA呈阳性,小儿类风湿ANA的阳性率19%~35%,伴发虹膜睫状体炎者阳性率高(50%~90%),故ANA阳性预示类风湿有发生慢性睫状体炎的可能。已发现75%类风湿患者有多形核白细胞的特异性抗核抗体(ANA)或抗中性粒细胞胞浆抗体(ANCA)可使白细胞核受到破坏 |
| 抗中性粒细胞胞浆抗体 | 无特殊 | 静脉血,促凝管,2 ml | 采样后及时送检,2~8℃保存7天 | 正常参考值范围为阴性。阳性见于各类自身免疫性疾病,如韦格纳肉芽肿、多动脉炎(MPA)、Churg-Strauss综合征(CSS)、结节性多动脉炎(PAN)、少数巨细胞动脉炎、过敏性紫癜、白细胞破碎性皮肤性血管炎和白塞病,也可见于溃疡性结肠炎、自身免疫性肝炎和慢性炎症疾病 |

| 检验指标 | 患者准备 | 采集要求 | 保存运送 | 临床意义 |
|---|---|---|---|---|
| 抗核周因子抗体 | 无特殊 | 静脉血,促凝管,2 ml | 采样后及时送检,2～8℃保存7天 | (1)抗核周因子抗体可用于类风湿关节早期诊断<br>(2)RA患者:APF阳性率50.0%,特异性95.7%<br>(3)正常人:健康成人为4.0%<br>(4)其他风湿病:阳性率4.4% |
| 抗角蛋白抗体 | 无特殊 | 静脉血,促凝管,2 ml | 采样后及时送检,2～8℃保存7天 | 抗角蛋白抗体可用于类风湿关节炎早期诊断<br>(1)AKA主要见于类风湿性关节炎患者,阳性率36%～59%,特异性95%～99%,由于敏感度较低,阴性结果不能排除类风湿性关节炎的诊断。抗角蛋白抗体罕见于其他非类风湿关节炎以及非炎症性风湿病<br>(2)AKA可出现在诊断未肯定的关节痛关节炎患者中,对RA早期诊断有一定价值<br>(3)AKA与类风湿关节炎病情活动相关,阳性者在关节肿胀指数、关节压痛指数、休息痛、晨僵时间、关节损害等方面均较阴性者更严重 |
| 外周血染色体核型检测 | 无特殊 | 静脉血,肝素抗凝管,2 ml | 采样后及时送检,2～8℃保存7天 | 在染色体核型分析过程中,根据染色体结构和数目的变异情况来判断患者是否患有某种因染色体片段缺失、重复或倒置等引起的遗传病。正常男性染色体核型为46,XY;正常女性染色体核型为46,XX。染色体病在临床上常可造成流产、先天愚型、先天性多发性畸形、以及癌症等。临床上染色体检查的目的就是为了发现染色体异常和诊断由染色体异常引起的疾病 |

| 检验指标 | 患者准备 | 采集要求 | 保存运送 | 临床意义 |
|---|---|---|---|---|
| 狼疮细胞检测 | 无特殊 | 静脉血,无添加采血管,3 ml | 采样后及时送检,2～8℃保存7天 | 主要用于红斑狼疮的诊断,40％～70％活动性系统性红斑狼疮患者,狼疮细胞检查阳性。其他疾病如硬皮病,类风湿性关节炎等病,约10％病例可查见该细胞。此外,慢性活动性肝炎,药疹(如普鲁卡因胺及肼屈嗪)等引起的药物性狼疮也可阳性 |
| 胸膜腔积液脱落细胞学检测 | 完善术前同意书及术前准备,由医生采集样本 | 3.8％枸橼酸钠抗凝,50 ml | 采样后及时送检 | 观察胸膜腔积液内脱落细胞的主要成分,有助于鉴别胸膜腔积液的来源及成因。用于早期诊断相关肿瘤疾病 |
| 腹膜腔积液脱落细胞学检测 | 完善术前同意书及术前准备,由医生采集样本 | 3.8％枸橼酸钠抗凝,50 ml | 采样后及时送检 | 观察腹膜腔积液内脱落细胞的主要成分,有助于鉴别腹膜腔积液的来源及成因。用于早期诊断相关肿瘤疾病 |
| 心包腔积液脱落细胞学检测 | 完善术前同意书及术前准备,由医生采集样本 | 3.8％枸橼酸钠抗凝,50 ml | 采样后及时送检 | 观察心包腔积液内脱落细胞的主要成分,有助于鉴别心包腔积液的来源及成因。用于早期诊断相关肿瘤疾病 |
| 脑脊液脱落细胞学检测 | 完善术前同意书及术前准备,由医生采集样本 | 3.8％枸橼酸钠抗凝,1～2 ml | 采样后及时送检 | 观察脑脊液内脱落细胞的主要成分,有助于鉴别脑脊液的来源及成因。用于早期诊断相关肿瘤疾病 |
| 痰脱落细胞学检测 | 嘱患者于清晨留取深部痰 | 置于清洁带盖容器内 | 采样后及时送检 | 观察痰内脱落细胞的主要成分,有助于鉴别痰的来源及成因。用于早期诊断相关肿瘤疾病 |

(审稿　王江平)

(编写　乐凤华　谭婕　明安萍　林晓娟　邵红玲)

# 第八章　临床输血检验

如表 8-1 所示。

表 8-1　临床输血检验

| 检验指标 | 患者准备 | 采集要求 | 保存运送 | 临床意义 |
|---|---|---|---|---|
| ABO、RHD 血型 | 肘静脉坐位采血 | 紫头管,3 ml 黄头管,3 ml | 常温条件下保存运输;标本存放 2～6℃ | ABO 血型系统,用于患者血型鉴定及交叉配血,保证临床用血的安全性及有效性。输入异型血,可引起严重的溶血反应,甚至危及生命.ABO 血型不合引起的新生儿溶血病,更是从理论上已证实与血型有关的一种重要疾病,可引起死胎、流产,如对患者抢救不及时,可发生核黄疸后遗症或引起死亡人类红细胞上的 Rh 抗原应有 C、D、E、c、d、e 6 种,但目前尚未发现抗 d,因此也未肯定 d 抗原,故 Rh 抗原主要有 5 种。Rh 血型形成的天然性抗体极少,主要是免疫性抗体,已知有抗 D、抗 E、抗 C、抗 c 和抗 e 抗体 5 种。抗 D 抗体是 Rh 血型系统中最常见的抗体。Rh 抗体有完全抗体和不完全抗体两种,完全抗体在机体受抗原刺激初期出现,一般属 IgM。机体再次受抗原刺激,则产生不完全抗体,属 IgG 型。Rh 抗体主要是不完全抗体,如用 5 种不完全抗体的血清(抗 D、抗 E、抗 C、抗 c、抗 e)做鉴定,可将 Rh 血型系统分为 18 个型别。在临床上,因 D 抗原的抗原性最强,出现频率高,临床意义又较大,故一般只作 D 抗原的血型鉴定. 如仅用抗 D 血清进行鉴定,则凡带有 D 抗原者称为 Rh 阳性,不带 D 抗原者称为 Rh 阴性 |
| 不规则抗体筛查 | 肘静脉坐位采血 | 黄头管,3 ml | 常温条件下保存运输;标本存放 2～6℃ | 临床意义在于两个方面:献血者的血清和/或血浆进行抗体筛查,可以防止含有不规则抗体的血液输注给患者,避免由于献血者血液中的不规则抗体引起患者红细胞的破坏而导致的溶血性输血反应,同时可以减少血液浪费,可将有不规则抗体的血液制备成抗体血清用于稀有血型的检测对需要输血治疗的患者,进行不规则抗体筛查,可以有助于血液选择,从而有充分的时间来选择不含有针对某抗体的相应抗原的血液,从而防止输注含有某抗体相应抗原的血液而引起的溶血性输血反应,保证输血安全 |

| 检验指标 | 患者准备 | 采集要求 | 保存运送 | 临床意义 |
|---|---|---|---|---|
| 冷凝集素试验 | 肘静脉坐位采血 | 黄头管，3 ml | 常温条件下保存运输；标本存放2~6℃ | 阳性见于冷凝集素综合征(>1∶1000)，支原体肺炎、传染性单核细胞增多症、疟疾、肝硬化、淋巴瘤等，多发性骨髓瘤患者亦可增高，但多数患者不超过1∶1000，抗体几乎均为IgM，但也有报告IgG或IgA增高，故广谱抗球蛋白直接反应可呈阳性。某些AIHA患者的冷凝集素效价很高，有的可达64 000或更高 |
| 凝聚胺交叉配血试验 | 肘静脉坐位采血 | 紫头管，3 ml 黄头管，3 ml | 常温条件下保存运输；标本存放2~6℃ | 1. 主侧交叉配血不相合的原因：<br>(1)患者或供者ABO血型定型不正确，或二者的ABO血型不配合<br>(2)患者血清中存在同种抗体，与供者红细胞上的相应抗原起反应<br>(3)患者血清中存在自身抗体，与供者红细胞中的相应抗原起反应<br>(4)供者红细胞上已经包被了抗体，导致抗人球蛋白试验阳性<br>(5)患者血清不正常，如白蛋白/球蛋白比例不正常引起缗钱状假凝集，血清中存在高分子聚合物的血浆扩容剂引起假阳性(用盐水添加试验来解决)<br>2. 次侧交叉配血不相合的原因<br>(1)供者血清中存在针对患者红细胞抗原的抗体<br>(2)患者与供者的ABO血型不相合<br>(3)患者红细胞已经包被了抗体，直接抗人球蛋白试验阳性 |
| IgG抗A(B)效价检测试验 | 肘静脉坐位采血 | 黄头管，3 ml | 常温条件下保存运输；标本存放2~6℃ | 1. 预防或缓解胎儿产生严重贫血、胎儿水肿、胎内死亡，从而缓解新生儿出生后的一些严重并发症<br>2. 预防或缓解新生儿因为高胆红素血症引起的脑部损伤 |
| 直接抗人球蛋白试验 | 肘静脉坐位采血 | 紫头管，2 ml | 常温条件下保存运输；标本存放2~6℃ | 无论"多抗"、"抗IgG"还是"抗C3"阳性，均可称为"直抗阳性"。直抗阳性可以是在体外造成的，也可以是在体内就形成的。直抗阳性的红细胞在体外偶尔会发生溶血，在体内则多半会受到免疫系统的攻击而溶血破坏，其具体意义需要结合具体情况加以判断。直抗阳性主要见于新生儿溶血病、自身免疫性溶血性贫血、SLE、类风湿性关节炎、恶性淋巴瘤、甲基多巴及青霉素型等药物性溶血反应 |

| 检验指标 | 患者准备 | 采集要求 | 保存运送 | 临床意义 |
|---|---|---|---|---|
| 血栓弹力图试验 | 肘静脉坐位采血 | 蓝头管,3 ml | 常温条件下保存运输;标本存放2~6℃ | 1. 反映凝血全貌,评估纤凝功能,对患者的凝血状况初步筛查,确定后续的诊疗方向<br>2. 分析出血原因,指导成分输血<br>3. 预测血栓风险,调整治疗方案:实时了解患者凝血状况的具体变化,节省抢救时间<br>4. 判断抗凝疗效,指导临床用药:预估肝素类药物的疗效,随时制定个性化的治疗策略<br>5. 诊断纤溶亢进,协助临床判断DIC的分期<br>6. 术后监测引流出血,判断出血原因,减少二次手术风险 |
| 吸收试验 | 肘静脉坐位采血 | 紫头管,2 ml | 常温条件下保存运输;标本存放2~6℃ | 如果洗脱物与对应标准红细胞发生凝集或反应,不与O型标准红细胞反应,则该患者细胞表面上存在能够结合特异性抗体的活性A或B抗原 |
| 放散试验 | 肘静脉坐位采血 | 紫头管,2 ml<br>黄头管,3 ml | 常温条件下保存运输;标本存放2~6℃ | 本实验适用于鉴定Rh抗体。最大优点用于检查获得性溶血性贫血,此类患者的红细胞为直接抗人球蛋白试验阳性,说明体内已有自身抗体吸附在红细胞上。这种抗体常常有Rh特异性 |

（审稿　张凡雄）

（编写　何志阳　黄洁）

# 第九章 特殊检验

## 一、自身免疫性疾病

如表 9-1 所示。

表 9-1 自身免疫性疾病

| 检验指标 | 患者准备 | 采集要求 | 保存运送 | 临床意义 |
|---|---|---|---|---|
| 自身免疫性脑炎抗体 6 项 | 肘静脉坐位采血 | 黄头管,3 ml 或脑脊液,2 ml(无菌干燥管) | 及时送检,低温保存 | 自身免疫性脑炎诊断和鉴别诊断 |
| 自身免疫性脑炎抗体 6+2 项 | 肘静脉坐位采血 | 黄头管,3 ml 或脑脊液,2 ml(无菌干燥管) | 及时送检,低温保存 | |
| 副肿瘤综合征抗体 14 项 | 肘静脉坐位采血 | 黄头管,3 ml 或脑脊液,2 ml(无菌干燥管) | 及时送检,低温保存 | 副肿瘤综合征的诊断和鉴别诊断 |
| 神经节苷脂 12 项抗体(IgG+IgM) | 肘静脉坐位采血 | 黄头管,3 ml 或脑脊液,2 ml(无菌干燥管) | 及时送检,低温保存 | 周围神经病相关临床辅助诊断 |
| 神经节苷脂 3 项抗体(IgG+IgM) | 肘静脉坐位采血 | 黄头管,3 ml 或脑脊液,2 ml(无菌干燥管) | 及时送检,低温保存 | |
| 抗 AQP4 抗体 | 肘静脉坐位采血 | 黄头管,3 ml 或脑脊液,2 ml(无菌干燥管) | 及时送检,低温保存 | 辅助诊断视神经脊髓炎谱系病与多发性硬化症 |
| 抗 MBP 抗体 | 肘静脉坐位采血 | 黄头管,3 ml 或脑脊液,2 ml(无菌干燥管) | 及时送检,低温保存 | |
| 抗 MOG 抗体 | 肘静脉坐位采血 | 黄头管,3 ml 或脑脊液,2 ml(无菌干燥管) | 及时送检,低温保存 | |
| 抗 GFAP 抗体 | 肘静脉坐位采血 | 黄头管,3 ml 或脑脊液,2 ml(无菌干燥管) | 及时送检,低温保存 | |
| 中枢神经脱髓鞘 3 项抗体 | 肘静脉坐位采血 | 黄头管,3 ml 或脑脊液,2 ml(无菌干燥管) | 及时送检,低温保存 | |
| 中枢神经脱髓鞘 4 项抗体 | 肘静脉坐位采血 | 黄头管,3 ml 或脑脊液,2 ml(无菌干燥管) | 及时送检,低温保存 | |

续表

| 检验指标 | 患者准备 | 采集要求 | 保存运送 | 临床意义 |
|---|---|---|---|---|
| 抗 AChR 抗体 | 肘静脉坐位采血 | 黄头管 3 ml | 及时送检,低温保存 | 重症肌无力 MG,肌无力综合征的辅助及鉴别诊断,伴有胸腺瘤晚发型重症肌无力辅助筛查 |
| 抗 musk 抗体 | 肘静脉坐位采血 | 黄头管 3 ml | 及时送检,低温保存 | |
| 抗 Titin 抗体检测 | 肘静脉坐位采血 | 黄头管 3 ml | 及时送检,低温保存 | |
| 抗 LRP4 抗体 | 肘静脉坐位采血 | 黄头管 3 ml | 及时送检,低温保存 | |
| 神经肌肉 3 项抗体 | 肘静脉坐位采血 | 黄头管 3 ml | 及时送检,低温保存 | |
| 神经肌肉 4 项抗体 | 肘静脉坐位采血 | 黄头管 3 ml | 及时送检,低温保存 | |
| 抗肌炎抗体谱10 项 | 肘静脉坐位采血 | 黄头管,3 ml | 及时送检,低温保存 | 皮肌炎,多肌炎,特发性肌炎,抗合成酶综合征以及重叠综合征等辅助诊断 |
| 抗 NF155 抗体 | 肘静脉坐位采血 | 黄头管 3 ml 或脑脊液 2 ml(无菌干燥管) | 及时送检,低温保存 | 辅助诊断慢性炎性脱髓鞘性多发性神经根神经病(CIDP) |
| 抗 NF186 抗体 | 肘静脉坐位采血 | 黄头管 3 ml 或脑脊液 2 ml(无菌干燥管) | 及时送检,低温保存 | |
| 抗 CNTN1 抗体 | 肘静脉坐位采血 | 黄头管 3 ml 或脑脊液 2 ml(无菌干燥管) | 及时送检,低温保存 | |
| 郎飞氏结相关 3 项抗体 | 肘静脉坐位采血 | 黄头管 3 ml 或脑脊液 2 ml(无菌干燥管) | 及时送检,低温保存 | |
| 病毒性脑炎组合诊断 | 肘静脉坐位采血 | 脑脊液 2 ml(无菌干燥管) | 及时送检,低温保存 | 阳性结果提示相关病毒感染 |
| 脑脊液寡克隆基本套餐 | 肘静脉坐位采血 | 黄头管 3 ml＋脑脊液 2 ml(无菌干燥管) | 及时送检,低温保存 | 辅助诊断多发性硬化症,吉兰巴雷综合征,神经梅毒等 |
| 脑脊液病毒特异性抗体检测 | 肘静脉坐位采血 | 黄头管 3 ml＋脑脊液 2 ml(无菌干燥管) | 及时送检,低温保存 | 阳性结果提示相关病毒感染 |
| 神经梅毒和 HIV检测 | 肘静脉坐位采血 | 黄头管 3 ml＋脑脊液 2 ml(无菌干燥管) | 及时送检,低温保存 | 有助于潜伏梅毒患者中无症状神经梅毒的诊断 |
| 神内寄生虫全套(4 项) | 肘静脉坐位采血 | 黄头管 3 ml 或脑脊液 2 ml(无菌干燥管) | 及时送检,低温保存 | 辅助诊断脑囊虫病、脑型血吸虫病、脑棘球蚴病和脑型肺吸虫病 |

续表

| 检验指标 | 患者准备 | 采集要求 | 保存运送 | 临床意义 |
|---|---|---|---|---|
| 隐球菌荚膜抗原（定性） | 肘静脉坐位采血 | 黄头管 3 ml 或脑脊液 2 ml（无菌干燥管） | 及时送检，低温保存 | 适用于隐球菌感染的辅助诊断 |
| 新型隐球菌荚膜多糖检测（定量） | 肘静脉坐位采血 | 黄头管 3 ml | 及时送检，低温保存 | |

## 二、基因遗传相关疾病

如表 9-2 所示。

表 9-2　基因遗传相关疾病

| 检验指标 | 患者准备 | 采集要求 | 保存运送 | 临床意义 |
|---|---|---|---|---|
| 睾酮（T） | 肘静脉坐位采血 | 黄头管，3 ml | 及时送检，低温保存 | 男性性激素情况 |
| CytoScan 750K 全基因组芯片遗传病筛查 | 肘静脉坐位采血 | 紫头管 EDTA 抗凝，3～6 ml | 4℃ 保存运输，72 小时内送检 | 全基因组高分辨率的筛查各种染色体畸变引起的遗传病，包括不明原因智力落后，发育迟缓，多发畸形，自闭症等 |
| CytoScan HD 全基因组芯片遗传病筛查 | 肘静脉坐位采血 | 紫头管 EDTA 抗凝，3～6 ml | 4℃ 保存运输，72 小时内送检 | 全基因组高分辨率的筛查各种染色体畸变引起的遗传病，包括不明原因智力落后，发育迟缓，多发畸形，自闭症等 |
| 全外显子基因检测 WES（普通版） | 肘静脉坐位采血 | 紫头管 EDTA 抗凝，3～6 ml | 4℃ 保存运输，72 小时内送检 | 用于遗传性疾病外显子组筛查（普通版） |
| 全外显子基因检测 WES（急速版） | 肘静脉坐位采血 | 紫头管 EDTA 抗凝，3～6 ml | 4℃ 保存运输，72 小时内送检 | 用于遗传性疾病外显子组筛查（急速版） |
| 医学外显子 5000 种遗传病 | 肘静脉坐位采血 | 紫头管 EDTA 抗凝，3～6 ml | 4℃ 保存运输，72 小时内送检 | 用于 OMIM 数据库中明确收录的遗传性疾病的筛查 |
| 全外显子携带者筛查（2人） | 肘静脉坐位采血 | 紫头管 EDTA 抗凝，3～6 ml | 4℃ 保存运输，72 小时内送检 | 用于夫妻全外显子组遗传性疾病筛查 |
| 医学外显子 5000 种携带者筛查（2人） | 肘静脉坐位采血 | 紫头管 EDTA 抗凝，3～6 ml | 4℃ 保存运输，72 小时内送检 | 用于夫妻已知遗传性疾病筛查 |
| 人类全基因组测序 | 肘静脉坐位采血 | 紫头管 EDTA 抗凝，3～6 ml | 4℃ 保存运输，72 小时内送检 | 认知疾病发生的原因，做到正确的治疗疾病，尽早地预防疾病 |
| 遗传病 CNVseq 检测 | 肘静脉坐位采血 | 紫头管 EDTA 抗凝，3～6 ml | 4℃ 保存运输，72 小时内送检 | 用于检测染色体数目和结构异常，有助于检测新的潜在致病 CNV |

| 检验指标 | 患者准备 | 采集要求 | 保存运送 | 临床意义 |
|---|---|---|---|---|
| 线粒体组 DNA 检测 | 肘静脉坐位采血 | 紫头管 EDTA 抗凝,3～6 ml | 4℃保存运输,72 小时内送检 | 用于环状线粒体突变引起的疾病筛查 |
| 遗传性呼吸系统疾病相关 panel 检测 | 肘静脉坐位采血 | 紫头管 EDTA 抗凝,3～6 ml | 4℃保存运输,72 小时内送检 | 用于遗传性呼吸系统疾病的筛查 |
| 遗传性神经肌肉病相关 panel 检测 | 肘静脉坐位采血 | 紫头管 EDTA 抗凝,3～6 ml | 4℃保存运输,72 小时内送检 | 用于遗传性神经肌肉病的筛查 |
| 遗传性眼科疾病相关 panel 检测 | 肘静脉坐位采血 | 紫头管 EDTA 抗凝,3～6 ml | 4℃保存运输,72 小时内送检 | 用于遗传性眼科疾病的筛查 |
| 遗传性骨骼异常相关 panel 检测 | 肘静脉坐位采血 | 紫头管 EDTA 抗凝,3～6 ml | 4℃保存运输,72 小时内送检 | 用于遗传性骨骼异常疾病的筛查 |
| 遗传代谢相关 panel 检测 | 肘静脉坐位采血 | 紫头管 EDTA 抗凝,3～6 ml | 4℃保存运输,72 小时内送检 | 用于遗传代谢性疾病的筛查 |
| 遗传性癫痫相关 panel 检测 | 肘静脉坐位采血 | 紫头管 EDTA 抗凝,3～6 ml | 4℃保存运输,72 小时内送检 | 用于遗传性癫痫的筛查 |
| 遗传性肝病相关 panel 检测 | 肘静脉坐位采血 | 紫头管 EDTA 抗凝,3～6 ml | 4℃保存运输,72 小时内送检 | 用于遗传性肝病的筛查 |
| 遗传性肾病相关 panel 检测 | 肘静脉坐位采血 | 紫头管 EDTA 抗凝,3～6 ml | 4℃保存运输,72 小时内送检 | 用于遗传性肾病的筛查 |
| 遗传性耳聋相关 panel 检测 | 肘静脉坐位采血 | 紫头管 EDTA 抗凝,3～6 ml | 4℃保存运输,72 小时内送检 | 用于遗传性耳聋疾病的筛查 |
| 遗传性内分泌相关 panel 检测 | 肘静脉坐位采血 | 紫头管 EDTA 抗凝,3～6 ml | 4℃保存运输,72 小时内送检 | 用于遗传性内分泌疾病的筛查 |
| 遗传性共济失调和痉挛性截瘫相关 panel 检测 | 肘静脉坐位采血 | 紫头管 EDTA 抗凝,3～6 ml | 4℃保存运输,72 小时内送检 | 用于遗传性共济失调和痉挛性截瘫疾病的筛查 |
| 遗传免疫缺陷病相关 panel 检测 | 肘静脉坐位采血 | 紫头管 EDTA 抗凝,3～6 ml | 4℃保存运输,72 小时内送检 | 用于遗传免疫缺陷病的筛查 |
| 遗传性皮肤病相关 panel 检测 | 肘静脉坐位采血 | 紫头管 EDTA 抗凝,3～6 ml | 4℃保存运输,72 小时内送检 | 用于遗传性皮肤病的筛查 |
| 遗传性脑白质病相关 panel 检测 | 肘静脉坐位采血 | 紫头管 EDTA 抗凝,3～6 ml | 4℃保存运输,72 小时内送检 | 用于遗传性脑白质病的筛查 |
| 遗传性心肌病相关 panel 检测 | 肘静脉坐位采血 | 紫头管 EDTA 抗凝,3～6 ml | 4℃保存运输,72 小时内送检 | 用于遗传性心肌病的筛查 |

| 检验指标 | 患者准备 | 采集要求 | 保存运送 | 临床意义 |
|---|---|---|---|---|
| 遗传性孤独症相关 panel 检测 | 肘静脉坐位采血 | 紫头管 EDTA 抗凝,3～6 ml | 4℃保存运输,72 小时内送检 | 用于遗传性孤独症的筛查 |
| 遗传性帕金森和肌张力障碍、ALS、痴呆相关 panel 检测 | 肘静脉坐位采血 | 紫头管 EDTA 抗凝,3～6 ml | 4℃保存运输,72 小时内送检 | 用于遗传性帕金森和肌张力障碍、ALS、痴呆的筛查 |
| 儿童心肌病和心律失常相关 154 个基因检测 | 肘静脉坐位采血 | 紫头管 EDTA 抗凝,3～6 ml | 4℃保存运输,72 小时内送检 | 用于儿童心肌病及心律失常基因筛查 |
| 黄疸相关 138 个基因检测 | 肘静脉坐位采血 | 紫头管 EDTA 抗凝,3～6 ml | 4℃保存运输,72 小时内送检 | 用于黄疸相关表型基因筛查 |
| 儿童哮喘病相关 210 个基因检测 | 肘静脉坐位采血 | 紫头管 EDTA 抗凝,3～6 ml | 4℃保存运输,72 小时内送检 | 用于儿童哮喘病相关基因筛查 |
| 全外显子＋线粒体 DNA 检测 | 肘静脉坐位采血 | 紫头管 EDTA 抗凝,3～6 ml | 4℃保存运输,72 小时内送检 | 患者全外显子组遗传性疾病检测及线粒体环状 DNA 检测 |
| 全外显子＋遗传病 CNVseq 检测 | 肘静脉坐位采血 | 紫头管 EDTA 抗凝,3～6 ml | 4℃保存运输,72 小时内送检 | 患者全外显子组遗传性疾病检测及低深度染色体数目异常及结构异常检测 |
| 医学外显子＋线粒体 DNA 检测 | 肘静脉坐位采血 | 紫头管 EDTA 抗凝,3～6 ml | 4℃保存运输,72 小时内送检 | OMIM 明确收录的遗传性疾病检测及线粒体环状 DNA 检测 |
| 医学外显子＋遗传病 CNVseq 检测 | 肘静脉坐位采血 | 紫头管 EDTA 抗凝,3～6 ml | 4℃保存运输,72 小时内送检 | OMIM 明确收录的遗传性疾病检测及低深度染色体数目异常及结构异常检测 |
| 医学外显子＋线粒体 DNA 检测＋遗传病 CNVseq 检测 | 肘静脉坐位采血 | 紫头管 EDTA 抗凝,3～6 ml | 4℃保存运输,72 小时内送检 | OMIM 明确收录的遗传性疾病检测、线粒体环状 DNA 检测、低深度染色体数目异常及结构异常检测 |
| 医学外显子 5000＋DMD MLPA 检测 | 肘静脉坐位采血 | 紫头管 EDTA 抗凝,3～6 ml | 4℃保存运输,72 小时内送检 | 用于临床怀疑 DMD 患者的疾病检测 |
| 医学外显子 5000＋SMN MLPA 检测 | 肘静脉坐位采血 | 紫头管 EDTA 抗凝,3～6 ml | 4℃保存运输,72 小时内送检 | 用于临床怀疑 SMN 患者的疾病检测 |
| 医学外显子 5000＋CYP21A2 基因突变全套检测 | 肘静脉坐位采血 | 紫头管 EDTA 抗凝,3～6 ml | 4℃保存运输,72 小时内送检 | 用于临床怀疑 CAH 患者的疾病检测 |

| 检验指标 | 患者准备 | 采集要求 | 保存运送 | 临床意义 |
|---|---|---|---|---|
| 遗传性神经肌肉病相关 panel 检测＋DMD MLPA 检测 | 肘静脉坐位采血 | 紫头管 EDTA 抗凝,3～6 ml | 4℃ 保存运输,72 小时内送检 | 用于临床高度怀疑 DMD 患者的疾病检测 |
| 遗传性神经肌肉病相关 panel 检测＋SMN MLPA 检测 | 肘静脉坐位采血 | 紫头管 EDTA 抗凝,3～6 ml | 4℃ 保存运输,72 小时内送检 | 用于临床高度怀疑 SMN 患者的疾病检测 |
| 遗传性内分泌 panel＋CYP21A2 基因突变全套检测 | 肘静脉坐位采血 | 紫头管 EDTA 抗凝,3～6 ml | 4℃ 保存运输,72 小时内送检 | 用于临床高度怀疑 CAH 患者的疾病检测 |
| 遗传性疾病筛查全套（750k＋医学外显子5000） | 肘静脉坐位采血 | 紫头管 EDTA 抗凝,3～6 ml | 4℃ 保存运输,72 小时内送检 | 用于遗传性疾病(单基因病及染色体病)的联合筛查 |
| 遗传性疾病筛查全套加强版(750k＋全外显子基因组) | 肘静脉坐位采血 | 紫头管 EDTA 抗凝,3～6 ml | 4℃ 保存运输,72 小时内送检 | 用于遗传性疾病(单基因病及染色体病)的联合筛查 |
| 孤独症谱系障碍套餐筛查(750k＋孤独症 panel) | 肘静脉坐位采血 | 紫头管 EDTA 抗凝,3～6 ml | 4℃ 保存运输,72 小时内送检 | 用于儿童孤独症谱系障碍疾病的筛查 |
| Trios-全外显子基因检测 WES(普通版) | 肘静脉坐位采血 | 紫头管 EDTA 抗凝,3～6 ml | 4℃ 保存运输,72 小时内送检 | 一家三口进行全外显子筛查,普通版 |
| Trios-全外显子基因检测 WES(急速版) | 肘静脉坐位采血 | 紫头管 EDTA 抗凝,3～6 ml | 4℃ 保存运输,72 小时内送检 | 一家三口进行全外显子筛查,急速版 |
| Trios-医学外显子5000 种遗传病 | 肘静脉坐位采血 | 紫头管 EDTA 抗凝,3～6 ml | 4℃ 保存运输,72 小时内送检 | 一家三口进行已知遗传性疾病筛查 |
| Trios-遗传病 CNVseq 检测 | 肘静脉坐位采血 | 紫头管 EDTA 抗凝,3～6 ml | 4℃ 保存运输,72 小时内送检 | 一家三口进行低深度染色体数目异常或结构异常检测 |
| Trios-医学外显子＋线粒体 DNA 检测 | 肘静脉坐位采血 | 紫头管 EDTA 抗凝,3～6 ml | 4℃ 保存运输,72 小时内送检 | 一家三口进行已知遗传性疾病筛查,同时先证者加做线粒体环状 DNA 检测 |
| Trios-医学外显子＋遗传病 CNVseq 检测 | 肘静脉坐位采血 | 紫头管 EDTA 抗凝,3～6 ml | 4℃ 保存运输,72 小时内送检 | 一家三口进行已知遗传性疾病筛查,同时先证者加做低深度染色体数目异常及结构异常检测 |

| 检验指标 | 患者准备 | 采集要求 | 保存运送 | 临床意义 |
|---|---|---|---|---|
| Trios-医学外显子＋线粒体 DNA 检测＋遗传病 CNVseq 检测 | 肘静脉坐位采血 | 紫头管 EDTA 抗凝,3～6 ml | 4℃保存运输,72 小时内送检 | 一家三口进行已知遗传性疾病筛查,同时先证者加做线粒体环状 DNA 检测及低深度染色体数目异常及结构异常检测 |
| Trios-全外显子＋线粒体 DNA 检测 | 肘静脉坐位采血 | 紫头管 EDTA 抗凝,3～6 ml | 4℃保存运输,72 小时内送检 | 一家三口进行全外显子筛查,普通版,同时先证者加做线粒体环状 DNA 检测 |
| Trios-全外显子＋遗传病 CNVseq 检测 | 肘静脉坐位采血 | 紫头管 EDTA 抗凝,3～6 ml | 4℃保存运输,72 小时内送检 | 一家三口进行全外显子筛查,普通版,同时先证者进行低深度染色体数目异常及结构异常检测 |
| 串联质谱遗传代谢病检测 | 肘静脉坐位采血 | 干血滤纸片 | 4℃可保存 2 周 | 对 45 种氨基酸、有机酸、脂肪酸代谢异常疾病的早期筛查 |
| 气相色谱质谱遗传代谢病检测 | 肘静脉坐位采血 | 尿液滤纸片 | 4℃可保存 1 周 | 对 30 种氨基酸、有机酸代谢异常疾病的早期筛查 |
| 多种类固醇激素检测 | 肘静脉坐位采血 | 黄头管,3 ml | 4℃保存运输,72 小时内送检 | 用于检测 20 余种类固醇激素 |
| DSD 相关类固醇激素检测 | 肘静脉坐位采血 | 黄头管,3 ml | 4℃保存运输,72 小时内送检 | 用于检测 18 种 DSD 相关类固醇激素 |
| 皮质类激素 | 肘静脉坐位采血 | 黄头管,3 ml | 4℃保存运输,72 小时内送检 | 用于检测 7 种皮质类激素 |
| 孕激素 | 肘静脉坐位采血 | 黄头管,3 ml | 4℃保存运输,72 小时内送检 | 用于检测 5 种孕激素 |
| 雄激素 | 肘静脉坐位采血 | 黄头管,3 ml | 4℃保存运输,72 小时内送检 | 用于检测 5 种雄激素 |
| 雌激素 | 肘静脉坐位采血 | 黄头管,3 ml | 4℃保存运输,72 小时内送检 | 用于检测 3 种雌激素 |
| 皮质酮质谱法(血液) | 肘静脉坐位采血 | 黄头管,3 ml | 4℃保存运输,72 小时内送检 | 检测人体皮质酮含量 |
| 皮质醇质谱法(血液) | 肘静脉坐位采血 | 黄头管,3 ml | 4℃保存运输,72 小时内送检 | 检测人体皮质醇含量 |
| 可的松质谱法(血液) | 肘静脉坐位采血 | 黄头管,3 ml | 4℃保存运输,72 小时内送检 | 检测人体可的松含量 |

| 检验指标 | 患者准备 | 采集要求 | 保存运送 | 临床意义 |
|---|---|---|---|---|
| 脱氧可的松质谱法(血液) | 肘静脉坐位采血 | 黄头管,3 ml | 4℃保存运输,72 小时内送检 | 检测人体脱氧可的松含量 |
| 脱氧皮质酮质谱法(血液) | 肘静脉坐位采血 | 黄头管,3 ml | 4℃保存运输,72 小时内送检 | 检测人体去氧皮质酮含量 |
| 21-脱氧皮质醇质谱法(血液) | 肘静脉坐位采血 | 黄头管,3 ml | 4℃保存运输,72 小时内送检 | 检测人体 21-脱氧皮质醇含量 |
| 醛固酮质谱法(血液) | 肘静脉坐位采血 | 黄头管,3 ml | 4℃保存运输,72 小时内送检 | 检测人体醛固酮含量 |
| 孕烯醇酮质谱法(血液) | 肘静脉坐位采血 | 黄头管,3 ml | 4℃保存运输,72 小时内送检 | 检测人体孕烯醇酮含量 |
| 孕酮质谱法(血液) | 肘静脉坐位采血 | 黄头管,3 ml | 4℃保存运输,72 小时内送检 | 检测人体孕酮含量 |
| 17-羟孕烯醇酮质谱法(血液) | 肘静脉坐位采血 | 黄头管,3 ml | 4℃保存运输,72 小时内送检 | 检测人体 17-羟孕烯醇酮含量 |
| 17-α-羟孕酮质谱法(血液) | 肘静脉坐位采血 | 黄头管,3 ml | 4℃保存运输,72 小时内送检 | 检测人体 17-α-羟孕酮含量 |
| 11-α-羟孕酮质谱法(血液) | 肘静脉坐位采血 | 黄头管,3 ml | 4℃保存运输,72 小时内送检 | 检测人体 11-α-羟孕酮含量 |
| 脱氢表雄酮质谱法(血液) | 肘静脉坐位采血 | 黄头管,3 ml | 4℃保存运输,72 小时内送检 | 检测人体脱氢表雄酮含量 |
| 睾酮质谱法(血液) | 肘静脉坐位采血 | 黄头管,3 ml | 4℃保存运输,72 小时内送检 | 检测人体睾酮含量 |
| 雄烯二酮质谱法(血液) | 肘静脉坐位采血 | 黄头管,3 ml | 4℃保存运输,72 小时内送检 | 检测人体雄烯二酮含量 |
| 双氢睾酮质谱法(血液) | 肘静脉坐位采血 | 黄头管,3 ml | 4℃保存运输,72 小时内送检 | 检测人体双氢睾酮含量 |
| 雄酮质谱法(血液) | 肘静脉坐位采血 | 黄头管,3 ml | 4℃保存运输,72 小时内送检 | 检测人体雄酮含量 |
| 雌酮质谱法(血液) | 肘静脉坐位采血 | 黄头管,3 ml | 4℃保存运输,72 小时内送检 | 检测人体雌酮含量 |
| 雌二醇(血液) | 肘静脉坐位采血 | 黄头管,3 ml | 4℃保存运输,72 小时内送检 | 检测人体雌二醇含量 |

| 检验指标 | 患者准备 | 采集要求 | 保存运送 | 临床意义 |
|---|---|---|---|---|
| 雌三醇（血液） | 肘静脉坐位采血 | 黄头管，3 ml | 4℃保存运输，72 小时内送检 | 检测人体雌三醇含量 |
| 骨髓细胞学 | 肘静脉坐位采血 | 未染色的骨髓涂片 4 张以上，附外周血涂片 1 张 | 4℃保存运输，72 小时内送检 | 辅助白血病的诊断 |
| 白血病免疫分型 | 肘静脉坐位采血 | 骨髓、外周血（外周血中异常细胞比例＞20%）2～3 ml，紫头管或者绿头管 | 4℃保存运输，72 小时内送检 | 辅助白血病的诊断 |
| 骨髓染色体核型分析 | 肘静脉坐位采血 | 骨髓 2～3 ml，绿头管 | 4℃保存运输，72 小时内送检 | 辅助白血病的诊断 |
| 骨髓活检 | 肘静脉坐位采血 | 浸泡于 10%中性福尔马林中送检（请附详细临床诊断及辅助检测结果） | 常温存放 | 造血系统疾病的辅助诊断 |
| MPN 联合分套餐 plus（CALR Exon9 定性，JAK2/V617F 定性，JAK2 Exon9 定性，MPL W515L/K 定性） | 肘静脉坐位采血 | 骨髓 4～6 ml 或外周血 6～8 ml，紫头管 | 4℃保存运输，72 小时内送检 | 可将 PMF/ET 的有效诊断率提高至 97%的水平 |
| 异常免疫球蛋白血症综合诊断 1（不含 IgD，IgE） | 肘静脉坐位采血 | 血清 3 ml 和尿 3～6 ml（随机，不加防腐剂，低温送检） | 4℃保存运输，72 小时内送检 | 为 MM 的诊断及分型提供重要依据 |
| 异常免疫球蛋白血症综合诊断 2（含 IgD，IgE） | 肘静脉坐位采血 | 血清 3 ml 和尿 3～6 ml（随机，不加防腐剂，低温送检） | 4℃保存运输，72 小时内送检 | 有助于骨髓瘤的诊断与疗效评估 |
| 地中海贫血基因检测全套 | 肘静脉坐位采血 | 骨髓或外周血 3～6 ml，紫头管 | 4℃保存运输，72 小时内送检 | 辅助贫血的诊断与鉴别 |
| 阵发性睡眠性血红蛋白尿（PNH） | 肘静脉坐位采血 | 外周血 2 ml，紫头管 | 4℃保存运输，72 小时内送检 | 辅助 PNH 诊断 |

| 检验指标 | 患者准备 | 采集要求 | 保存运送 | 临床意义 |
|---|---|---|---|---|
| 溶贫筛查 9 项 | 肘静脉坐位采血 | 紫头管：外周血 2 ml 绿头管：外周血 2 ml | 4℃保存运输，72 小时内送检 | 辅助诊断 G6PD 缺乏症、不稳定性血红蛋白病，以及相关溶血性贫血等 |
| 抗人球蛋白试验 | 肘静脉坐位采血 | 紫头管：外周血 1 ml 红头管：外周血 2 ml | 4℃保存运输，72 小时内送检 | 辅助诊断自身免疫性溶血性贫血，药物引发的溶血性贫血，冷凝集综合征，PNH，新生儿同种免疫溶血病 |

## 三、传染病相关疾病

### （一）丁肝 HDV-Ag 定性

如表 9-3 所示。

表 9-3　丁肝 HDV-Ag 定性

| 检验指标 | 患者准备 | 采集要求 | 保存运送 | 临床意义 |
|---|---|---|---|---|
| HDV-Ag | 肘静脉坐位采血 | 血清 2 ml | 2～8℃保存 | 提示丁肝感染的标志 |

### （二）丁肝 HDV-IgM 定性

如表 9-4 所示。

表 9-4　丁肝 HDV-IgM 定性

| 检验指标 | 患者准备 | 采集要求 | 保存运送 | 临床意义 |
|---|---|---|---|---|
| HDV-IgM | 肘静脉坐位采血 | 血清 2 ml | 2～8℃保存 | 提示丁肝急性感染 |

### （三）丁肝 HDV-IgG 定性

如表 9-5 所示。

表 9-5　丁肝 HDV-IgG 定性

| 检验指标 | 患者准备 | 采集要求 | 保存运送 | 临床意义 |
|---|---|---|---|---|
| HDV-IgG | 肘静脉坐位采血 | 血清 2 ml | 2～8℃保存 | 提示丁肝既往感染 |

### （四）戊肝 HEV-RNA 定量

如表 9-6 所示。

表 9-6　戊肝 HEV-RNA 定量

| 检验指标 | 患者准备 | 采集要求 | 保存运送 | 临床意义 |
|---|---|---|---|---|
| HDV-RNA | 肘静脉坐位采血 | 血清 2 ml | 2～8℃保存 | 提示戊肝病毒感染程度 |

### (五)庚肝 HGV-RNA 定量

如表 9-7 所示。

表 9-7　庚肝 HGV-RNA 定量

| 检验指标 | 患者准备 | 采集要求 | 保存运送 | 临床意义 |
|---|---|---|---|---|
| HGV-RNA | 肘静脉坐位采血 | 血清 2 ml | 2～8℃保存 | 提示庚肝病毒感染程度 |

### (六)乙肝表面抗原全定量测定

如表 9-8 所示。

表 9-8　乙肝表面抗原全定量测定

| 检验指标 | 患者准备 | 采集要求 | 保存运送 | 临床意义 |
|---|---|---|---|---|
| HBsAg | 肘静脉坐位采血 | 血清 2 ml 或者手指全血 10 μl | 2～8℃保存 | 乙肝感染辅助诊断;疗效判断及监测 |

### (七)乙肝五项

如表 9-9 所示。

表 9-9　乙肝五项

| 检验指标 | 患者准备 | 采集要求 | 保存运送 | 临床意义 |
|---|---|---|---|---|
| HBsAg 全定量 | 肘静脉坐位采血 | 血清 2 ml | 2～8℃保存 | 乙肝感染辅助诊断;疗效判断及监测 |
| HBsAb 全定量 | | | | |
| HBeAg 半定量 | | | | |
| HBeAb 半定量 | | | | |
| HBeAb 半定量 | | | | |

### (八)乙肝核心相关抗原检测

如表 9-10 所示。

**表 9-10　乙肝核心相关抗原检测**

| 检验指标 | 患者准备 | 采集要求 | 保存运送 | 临床意义 |
|---|---|---|---|---|
| HBcrAg | 肘静脉坐位采血 | 血清 2 ml | 2~8℃保存 | 1. 评估乙肝患者 HBV 病毒活动状态<br>2. 指导核苷（酸）类药物停药<br>3. 预测核苷（酸）类药物耐药发生风险<br>4. 评估 HCC 的进展风险和治疗后复发风险 |

## (九)高灵敏度 HBV-DNA 定量

如表 9-11 所示。

**表 9-11　高灵敏度 HBV-DNA 定量**

| 检验指标 | 患者准备 | 采集要求 | 保存运送 | 临床意义 |
|---|---|---|---|---|
| HBV-DNA | 肘静脉坐位采血 | 血清 2 ml,EDTA抗凝血浆 2 ml | 2~8℃保存 | 1.判断传染性强弱<br>2.指导用药<br>3.疗效监测<br>4.治疗终点判断 |

## (十)乙肝耐药全基因测序及乙肝分型组合套餐检测

如表 9-12 所示。

**表 9-12　乙肝耐药全基因测序及乙肝分型组合套餐检测**

| 检验指标 | 患者准备 | 采集要求 | 保存运送 | 临床意义 |
|---|---|---|---|---|
| HBV 基因型别,P 区基因序列 | 肘静脉坐位采血 | 血清 3 ml,EDTA 抗凝全血 4 ml | 2~8℃保存 | 检测是否出现乙肝耐药混合突变株,有助于及时调整治疗方案 |

## (十一)高灵敏度 HCV-RNA 定量

如表 9-13 所示。

**表 9-13　高灵敏度 HCV-RNA 定量**

| 检验指标 | 患者准备 | 采集要求 | 保存运送 | 临床意义 |
|---|---|---|---|---|
| HCV-RNA | 肘静脉坐位采血 | 血清 2 ml,EDTA 抗凝血浆 2 ml | 2~8℃保存 | 1. 判断传染性强弱<br>2. 指导用药<br>3. 疗效监测<br>4. 治疗终点判断 |

## (十二)HCV 基因分型

如表 9-14 所示。

**表 9-14　HCV 基因分型**

| 检验指标 | 患者准备 | 采集要求 | 保存运送 | 临床意义 |
|---|---|---|---|---|
| 1-6 型及亚型测定 | 肘静脉坐位采血 | 血清 2 ml | 2～8℃保存 | 1. 指导临床用药<br>2. 判断疗效<br>3. 预测疾病的转归,判断预后 |

## (十三)HCV-NS3 区耐药相关变异检测

如表 9-15 所示。

**表 9-15　HCV-NS3 区耐药相关变异检测**

| 检验指标 | 患者准备 | 采集要求 | 保存运送 | 临床意义 |
|---|---|---|---|---|
| HCV-NS3 区耐药相关变异检测 | 肘静脉坐位采血 | EDTA 抗凝血 3 ml | 2～8℃保存 | 丙肝小分子耐药辅助判断,有助于及时调整治疗方案 |

## (十四)HCV-NS5A 耐药相关变异检测

如表 9-16 所示。

**表 9-16　HCV-NS5A 耐药相关变异检测**

| 检验指标 | 患者准备 | 采集要求 | 保存运送 | 临床意义 |
|---|---|---|---|---|
| HCV-NS5A 耐药相关变异检测 | 肘静脉坐位采血 | EDTA 抗凝血 3 ml | 2～8℃保存 | 丙肝小分子耐药辅助判断,有助于及时调整治疗方案 |

## (十五)肝病自身抗体谱

如表 9-17 所示。

**表 9-17　肝病自身抗体谱**

| 检验指标 | 患者准备 | 采集要求 | 保存运送 | 临床意义 |
|---|---|---|---|---|
| 抗线粒体抗体Ⅱ型(AMA-M2) | 肘静脉坐位采血 | 血清 3 ml | 2～8℃保存 | 自身免疫性肝病的诊断 |
| 抗肝肾微粒体抗体(LKM-1) | | | | |
| 肝细胞溶质抗原Ⅰ型抗体(LC-1) | | | | |
| 抗可溶性肝抗原/肝-胰抗原抗体(SLA/LP) | | | | |
| Sp100 | | | | |
| gp210 | | | | |
| 抗核抗体 IgG(ANA-IgG) | | | | |
| 抗平滑肌抗体 | | | | |

### (十六)肝病自身抗体四项

如表 9-18 所示。

表 9-18　肝病自身抗体四项

| 检验指标 | 患者准备 | 采集要求 | 保存运送 | 临床意义 |
|---|---|---|---|---|
| 抗线粒体抗体 II 型（AMA-M2） | 肘静脉坐位采血 | 血清 3 ml | 2～8℃保存 | 自身免疫性疾病的诊断 |
| 抗肝肾微粒体抗体（LKM-1） | | | | |
| 肝细胞溶质抗原 I 型抗体（LC-1） | | | | |
| 抗可溶性肝抗原/肝-胰抗原抗体（SLA/LP） | | | | |

### (十七)肝脏活检常规套系

如表 9-19 所示。

表 9-19　肝脏活检常规套系

| 检验指标 | 患者准备 | 采集要求 | 保存运送 | 临床意义 |
|---|---|---|---|---|
| HE,特染两项,免疫组化三项 | 穿刺 | 肝穿组织(用 4% 福尔马林浸泡)或蜡块 | 常温 | 各种肝炎疾病类型及炎症和硬化的鉴别诊断 |

### (十八)肝纤维化四项

如表 9-20 所示。

表 9-20　肝纤维化四项

| 检验指标 | 患者准备 | 采集要求 | 保存运送 | 临床意义 |
|---|---|---|---|---|
| 血清 IV 型胶原（IV-Col） | 肘静脉坐位采血 | 血清 3 ml | 2～8℃保存 | 提示肝纤维化进展,用于早期诊断肝纤维化。能可靠反映肝纤维化程度和活动性及肝脏组织学改变、肝纤维化增生、内皮细胞功能和肝硬化 |
| 血清 III 型胶原（Ill-Col） | | | | |
| 血清层粘连蛋白（LN） | | | | |
| 血清透明质酸酶（HA） | | | | |

### (十九)结核感染 T 细胞(TB-IGRA)

如表 9-21 所示。

表 9-21　结核感染 T 细胞(TB-IGRA)

| 检验指标 | 患者准备 | 采集要求 | 保存运送 | 临床意义 |
|---|---|---|---|---|
| TB-IGRA | 肘静脉蛋白建议容健 | BD 绿头管,肝素锂抗凝全血 4～5 ml | 2～8℃ 保存,24 小时内送检 | 辅助诊断结核杆菌的感染情况;结核病高危人群的筛查 |

### (二十)分枝杆菌菌种鉴定

如表 9-22 所示。

表 9-22　分枝杆菌菌种鉴定

| 检验指标 | 患者准备 | 采集要求 | 保存运送 | 临床意义 |
|---|---|---|---|---|
| 临床致病分枝杆菌特异 DNA | 肘静脉坐位采血 | 绿头管,全血 4～6 ml,肝素抗凝 | 2～8℃ 保存,12 小时内送检 | 鉴定临床常见的结核分枝杆菌复合群及 22 种致病性非结核分枝杆菌 |

### (二十一)Xpert MTB/RIF

如表 9-23 所示。

表 9-23　Xpert MTB/RIF

| 检验指标 | 患者准备 | 采集要求 | 保存运送 | 临床意义 |
|---|---|---|---|---|
| MTB 和 RIF | 漱口咳痰或穿刺 | 痰或分泌物 | 常温 | 肺结核以及肺外结核的初始诊断多耐药结核高危人群的初 始诊断 |

### (二十二)TB 耐药检测

如表 9-24 所示。

表 9-24　TB 耐药检测

| 检验指标 | 患者准备 | 采集要求 | 保存运送 | 临床意义 |
|---|---|---|---|---|
| 一线抗结核药物常见耐药位点 | 见采集要求 | 胸腹水 6 ml,晨痰(漱口后深咳) 3～6 ml,支气管灌洗液 2～3 ml,晨尿中段尿 3～6 ml,CSF 2～3 ml,宫颈棉拭子 | 2～8℃ 保存,24 小时内送检 | 用于 TB(异烟腊、利福平、乙胺丁醇、链霉素)耐药 检测,指导临床治疗方案 |

### (二十三)GM 实验

如表 9-25 所示。

表 9-25 GM 实验

| 检验指标 | 患者准备 | 采集要求 | 保存运送 | 临床意义 |
|---|---|---|---|---|
| 曲霉菌 | 肘静脉坐位采血 | BD 红头管 4 ml | 2～8℃ 保存 | 适用于侵袭性曲霉菌感染的诊断 |

## (二十四)G 实验

如表 9-26 所示。

表 9-26 G 实验

| 检验指标 | 患者准备 | 采集要求 | 保存运送 | 临床意义 |
|---|---|---|---|---|
| 曲霉菌,念珠菌,镰刀菌,毛孢子菌,酵母菌,足分支菌 | 肘静脉坐位采血 | BD 红头管 4 ml | 2～8℃ 保存 | 适用于隐球菌和毛霉菌外的所有酵母菌和真菌感染的早期诊断,尤其是念珠菌和曲霉菌 |

## (二十五)真菌联合检测-抗原四项

如表 9-27 所示。

表 9-27 真菌联合检测-抗原四项

| 检验指标 | 患者准备 | 采集要求 | 保存运送 | 临床意义 |
|---|---|---|---|---|
| G,GM,GXM,Mn 四种抗原 | 肘静脉坐位采血 | BD 红头管 4 ml | 2～8℃ 保存 | 真菌感染的临床辅助诊断 |

## (二十六)真菌联合检测-曲霉四项

如表 9-28 所示。

表 9-28 真菌联合检测-曲霉四项

| 检验指标 | 患者准备 | 采集要求 | 保存运送 | 临床意义 |
|---|---|---|---|---|
| G,GM 两种抗原,烟曲霉 IgM 抗体,烟曲霉 IgG 抗体 | 肘静脉坐位采血 | BD 红头管 4 ml | 2～8℃ 保存 | 曲霉菌感染的临床诊断 |

## (二十七)真菌联合检测-念珠四项

如表 9-29 所示。

表 9-29 真菌联合检测-念珠四项

| 检验指标 | 患者准备 | 采集要求 | 保存运送 | 临床意义 |
|---|---|---|---|---|
| G,Mn 两种抗原,念珠菌 IgM 抗体,念珠菌 IgG 抗体 | 肘静脉坐位采血 | BD 红头管 4 ml | 2～8℃ 保存 | 念珠菌感染的临床诊断 |

## （二十八）病原微生物 PMID DNA 版

如表 9-30 所示。

表 9-30 病原微生物 PMID DNA 版

| 检验指标 | 患者准备 | 采集要求 | 保存运送 | 临床意义 |
|---|---|---|---|---|
| 病原微生物 DNA | 见采集要求 | EDTA 抗凝全血 4 ml<br>胸水，肺泡灌洗液，脑脊液，痰液，脓液专用管 3～6 ml | 2～8℃ 保存 | 感染病原的快速诊断 |

## （二十九）病原微生物 PMID RNA 版

如表 9-31 所示。

表 9-31 病原微生物 PMID RNA 版

| 检验指标 | 患者准备 | 采集要求 | 保存运送 | 临床意义 |
|---|---|---|---|---|
| 病原微生物 RNA（主要是 RNA 病毒） | 见采集要求 | EDTA 抗凝全血 4 ml<br>胸水，肺泡灌洗液，脑脊液，痰液，脓液专用管 3～6 ml | 2～8℃ 保存 | 感染病原的快速诊断 |

（审稿 倪维）

（编写 贺小波 李玲）

# 参 考 文 献

[1] 丛玉隆,邓新立.医学实验室全面质量管理体系的概念与建立[J].临床检验杂志,2001,19(5):305-309.

[2] 中国实验室国家认可委员会技术委员会医学分委会.医学实验室质量管理与认可指南[M].北京:中国计量出版社,2004:132-139.

[3] 王利新,魏军.医学实验室质量管理体系的构建及意义[J].中华医学杂志,2015,95(12):881-884.

[4] 尚红,王毓三,申子瑜.全国临床检验操作规程[M].4版.北京:人民卫生出版社,2014.

[5] 莫建坤,黎永新,李明友.临床实验室检查结果的全程质量管理[J].现代医院,2003(04):39-40.

[6] 陈超,周婷婷,王岩,等.临床检验分析前的质量控制措施与影响因素分析[J].世界最新医学信息文摘,2018,18(A0):165+168.

[7] 阿不来提江·买合木提,古丽斯坦·艾买提,米热古丽·卡米力.临床生化检验分析前、后所致的差错原因及在质量管理中的作用探讨[J].世界最新医学信息文摘,2018,18(56):134-135.

[8] 王菜籽.临床尿液常规检验分析前的质量控制要点分析[J].临床合理用药杂志,2018,11(13):160-161.

[9] 张艳华.观察临床医学中血液细胞检验的质量控制效果[J].中国卫生标准管理,2018,9(04):106-107.

[10] 庄俊华,冯桂湘,黄宪章.临床生化检验技术[M].北京:人民卫生出版社,2009.

[11] 张秀明.临床生物化学检验质量管理与标准操作程序[M].北京:人民军医出版社,2010.

[12] 徐克前.临床生物化学检验[M].北京:人民卫生出版社,2014.

[13] 童明庆.临床检验标本采集送检手册[M].北京:人民卫生出版社,2010.

[14] Scott S A,Sangkuhl K,Stein C M,et al.Clinical Pharmacogenetics Implementation Consortium Guidelines for CYP2C19 Genotype and Clopidogrel Therapy:2013 Update[J].Clinical Pharmacology & Therapeutics,2013,94(3):317-323.